薬害脱毛

身近なクスリで毛が抜ける

脱毛症専門医からの警告

岡嶋研二
Kenji Okajima

現代書林

はじめに

毛が抜ける薬と聞けば、多くの人たちが「あぁ、抗がん剤のことか。私には、いまのところ関係ない」と思うかもしれません。ところが、毛が抜ける薬とは、ほとんどの人たちが飲んだことがある風邪薬や花粉症の薬なのです。

少しのどが痛い、また、熱っぽいなどの風邪の症状があると、多くの人たちは、ひどくならないうちにと、近くの薬局で気軽に風邪薬を購入して服用するでしょう。

花粉症の季節に、鼻がムズムズする、くしゃみや鼻水が止まらない、また目がかゆいなどの症状があれば、やはり多くの人たちはドラッグストアで店頭に山積みされている花粉症の飲み薬、目薬、そして点鼻薬などを、何のためらいもなく買って使用するでしょう。

風邪の症状があって医療機関を受診すれば、医師が「あ、風邪ですね。風邪薬を出しておきましょう」と言って、気軽に風邪薬を処方してくれます。

また、花粉が飛散する季節に、目のかゆみや鼻水などの症状があると、医師は「よく効く薬がありますから、飲んでください」と言って、風邪薬の成分と同じものが入っている花粉症の薬を処方します。

風邪薬に含まれる熱を下げる効果もある〝痛み止め〟、そして、鼻水を止める効果があり、花粉症の薬にも入っている〝かゆみ止め〟が、実は脱毛を引き起こすのです。

いつも気軽に飲んでいる風邪薬に含まれる発熱や痛みをやわらげる〝痛み止め〟は、解熱鎮痛剤と呼ばれます。そして、花粉症の目のかゆみなどを抑える〝かゆみ止め〟は、抗ヒスタミン剤と呼ばれます。これらの2つの成分は、風邪薬や花粉症の薬に入っており、服用すると脱毛を引き起こします。

さらに怖いのは、これらの解熱鎮痛剤や抗ヒスタミン剤は、内服のみならず体に塗ったり貼ったり、また点眼や点鼻しても、体内に吸収されて脱毛を引き起こすことです。ひょっとしたら、あなたもこのような薬を毎日使っているのではないですか?

このような薬を常用している方は鏡で頭を見て下さい。もし、あなたがすでに薄毛であったり、また、髪の毛の腰がなく毛が細くなっていれば、これらの薬のせいかもしれません。しかも、これらの薬は脱毛を引き起こすのみならず、常用すればあなたの健康を蝕む危険すらあるのです。

多くの人は、このようなことを言われても、風邪薬にそのような危険な副作用などあるはずもないと一笑に付すかもしれません。

しかし、2016年3月、よく服用される解熱鎮痛剤のひとつであるロキソプロフェン（商品名：ロキソニンなど）に、腸閉塞という重篤な副作用があることが発表されました。

解熱鎮痛剤には、胃潰瘍などの副作用があることは古くからよく知られていました。しかし、腸閉塞という重篤な副作用が起こることが発表されたのは初めてで、ロキソニンを頻繁に服用している人たちは、軽いパニックを起こしたことでしょう。

そして、2016年7月には、同じ解熱鎮痛剤であるジクロフェナク（商品名：ボルタレンなど）にも、副作用として腸閉塞が起こることが厚労省より発表されました。ボルタレンの解熱鎮痛作用は、ロキソニンよりも強力で腰痛や筋肉痛などに対して使用していた人は多いはずです。

このように、長い年月使われてきた解熱鎮痛剤に、これまでに知られていない副作用が、今頃になって見つかったということから考えても、風邪薬に脱毛などの未知の副作用が見つかったとしても決しておかしくはありません。

「誰でも飲んでいる風邪薬で毛が抜けるなんて、信じられない」と言う人は多いでしょう。しかし、百聞は一見にしかず。風邪薬のせいで毛が抜けてしまった例をご紹介しましょう。

写真1を見てください。

これは、私の脱毛症治療のクリニックを受診した、円形脱毛症の40代の男性の頭部と眉毛の写真です。皮膚科で治療するもまったく効果がなく、私の

写真1　40代・男性（円形脱毛症）

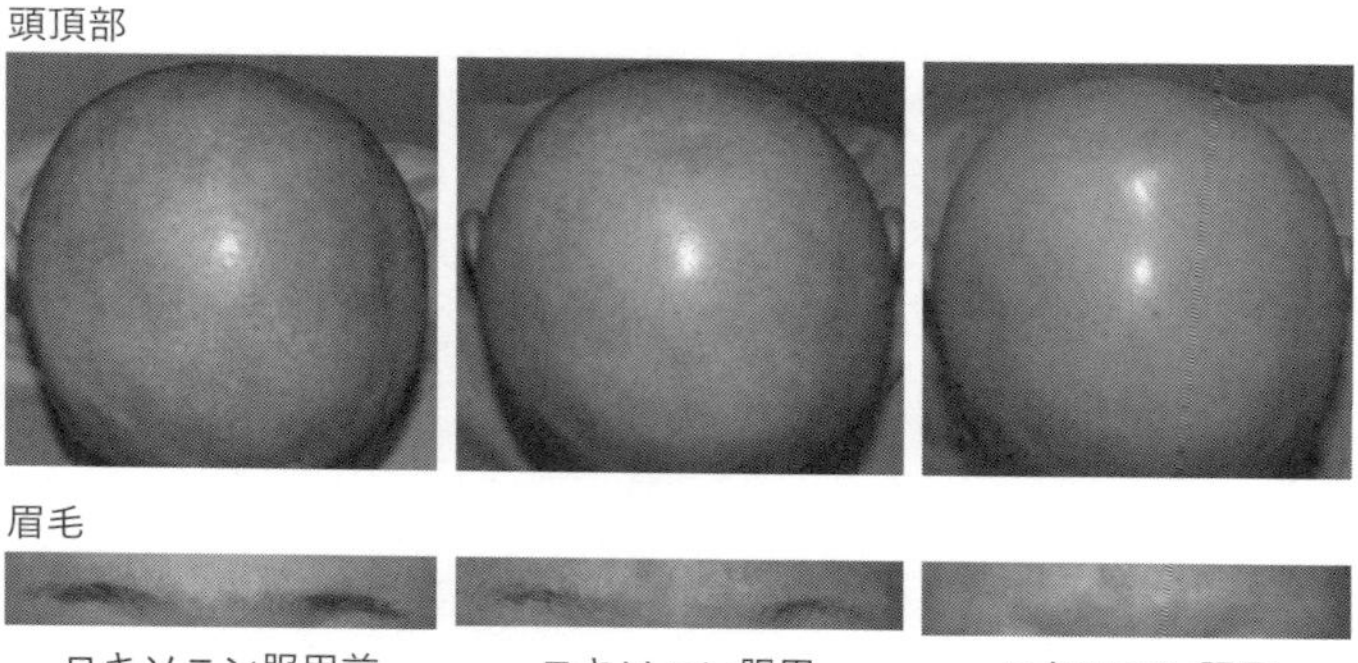

ロキソニン服用前　／　ロキソニン服用（2錠、2日間）1ヵ月後　／　ロキソニン服用 3ヵ月後

クリニックに来院し治療を行いました。その後、治療効果が表れ、頭に産毛が増えてきました（写真1、ロキソニン服用前）。ところがこの頃、痛風発作を起こし、他医で処方されたロキソニンを1日2錠2日間服用しました。すると、ひどい脱毛が続き、頭髪と眉毛、睫毛を含むすべての毛が抜けてしまったのです。たった2日間のロキソニンの服用で、全身の脱毛が引き起こされたのです。

なぜ、風邪薬や花粉症の薬で毛が抜けるのでしょうか？ 詳しいことは本書の中で説明しますが、簡単に言うと、髪の毛を増やす作用に加えて、多くの健康効果も持つインスリン様成長因子－1（IGF－1）という物質が、風邪薬に含まれる成分で減ってしまうからなのです。

私が、風邪薬に含まれる解熱鎮痛剤や抗ヒスタミン剤が、体にとって非常に危険であることを確信したのは、私のクリニックの患者さんの多くが、これらの薬を服用してひどい脱毛を起こすことを目の当たりにしたからです。これらの薬による脱毛は、脱毛症をまだ患っていないあなたにも起こりうるのです。

私が見出した髪の毛が生えるメカニズムから考えると、風邪薬がなぜひどい脱毛を引き起こすのか、また髪の毛以外の組織も傷害しうるのかも無理なく説明できます。美容と健康のためにどんなに食生活に気をつかい、運動を心がけていても、風邪薬を頻繁に使用すると、毛が抜け皮膚も老化してしまいます。せっかくの努力が台なしです。

それどころか、これらの薬を長く服用することで、脱毛だけでなく、生活習慣病、がん、そして認知症などの重篤な病気を起こしてくる可能性も高くなるのです。

本書では、まず、風邪薬や花粉症の薬に入っている、〝痛み止め〟（解熱鎮痛剤）や〝かゆみ止め〟（抗ヒスタミン剤）とは何かを説明します。そして、育毛のメカニズムを解説し、なぜ、これらの薬が脱毛を引き起こすのかを、実例を紹介しながら解説します。

さらに、これらの薬が引き起こす可能性のある、脱毛以外の副作用についても述べます。また、風邪や花粉症などのときに、これらの危険な薬の代わりに、どのような薬を服用すれば、脱毛などの副作用を起こさずに、病気を治せるかということも解説します。そして最後に、風邪薬以外の薬で、脱毛を起こすものと起こさないものをご紹介します。

ドラッグストアに山積みされ、簡単に手に入る、実はとんでもない怖い薬からあなたの髪の毛と健康を守るために、本書を役立てていただければ幸いです。

２０１８年３月

岡嶋研二

注：本書は一般の読者から、広く医師、および薬剤師の方たちにも読んでいただきたいので、平易な内容の記述のみでなく、一部にかなり専門的な内容の記述があります。一般の読者の方は、初めから通して読まれるよりは、まず、目次の小見出しに目を通されて、その中で、特に詳しく知りたいと思われる事柄について、本文をお読みになるほうが、読みやすいかもしれません。

第３章 新しく発見された育毛メカニズムの脱毛症治療への応用

第4章 風邪薬による脱毛のメカニズムと実例

第5章 皮膚科で脱毛を引き起こす抗ヒスタミン剤がすすめられる理由

第6章 痛み止めやかゆみ止めが引き起こす副作用

第7章
風邪のときに飲める安全な薬とは?

第8章
風邪薬以外の毛が抜ける薬、毛が生える薬

第１章

風邪薬に含まれている解熱鎮痛剤、抗ヒスタミン剤とは何か？

解熱鎮痛剤はこんな薬

風邪のようなウイルス感染や組織の傷害が起こると、体内でプロスタグランジンという物質が作られます。

プロスタグランジンは、痛みや熱さを感じる知覚神経を刺激し、痛みを引き起こします。その他にも、発赤、発熱、および腫れなどの炎症を引き起こします。

風邪のときに使用される解熱鎮痛剤は、炎症を抑え、文字通り〝熱さまし〟や〝痛み止め〟としての効果を発揮します。

解熱鎮痛剤は、同様に炎症を抑えるステロイド剤と区別して、別名非ステロイド系抗炎症剤とも呼ばれ、体内で痛みや発熱などを引き起こすプロスタグランジンができるのを抑制します。

プロスタグランジンは、血管の内腔を覆う血管内皮細胞という細胞で、シクロオキシゲナーゼという酵素の働きで作られます。

この酵素には、シクロオキシゲナーゼ-1とシクロオキシゲナーゼ-2という2種類があります。

シクロオキシゲナーゼ-1は、常に血管内皮細胞に発現しており、この酵素によって作られるプロスタグランジンには、炎症を引き起こす作用があります。

一方、シクロオキシゲナーゼ-2は、炎症や循環不全が起こると、その活性が血管内皮細胞で増加し、この酵素により作られるプロスタグランジンには、炎症をさらに強める働きがあります。多くの解熱鎮痛剤はこの2つの酵素の働きを抑え、風邪にともなう発熱や痛みをやわらげます。

解熱鎮痛剤は、プロスタグランジンの産生を抑制し、発熱などの風邪の症状は軽減しますが、風邪の原因であるウイルス感染にはまったく効果がありません。いや、効果がないばかりか、解熱鎮痛剤はウイルス感染に対しては、むしろこれを悪化させ、風邪を長引かせることもわかっています。

解熱鎮痛剤には、その副作用として胃潰瘍が起こることが知られていました。

なぜ解熱鎮痛剤が胃潰瘍などの副作用を引き起こすのか、それは解熱鎮痛剤がその産生を抑えてしまうプロスタグランジンが炎症を起こすだけでなく、組織を守る作用も持っているからなのです。

体の組織を守る機構は、〝サイト（細胞を）プロテクション（守る）〟と呼ばれています。

サイトプロテクション機構は、特に胃の組織で長い間研究されてきましたが、胃以外のすべての組織でも同様のサイトプロテクション機構が存在します。

このサイトプロテクション機構において、中心的な役割を担っているのがプロスタグランジンなのです。

解熱鎮痛剤はシクロオキシゲナーゼ-1を阻害し、プロスタグランジンの生成を阻害するので、炎症を軽減しますが、一方で、プロスタグランジンによるサイトプロテクション機構を破壊します。このため、解熱鎮痛剤は胃潰瘍や腸閉塞などを引き起こすのです。また、解熱鎮痛剤はこの作用のために、脱毛やその他の健康被害も引き起こします（図1）。

胃潰瘍などの副作用を避けるために、組織の防御機構を破壊しない、すなわち、シクロオキシゲナーゼ-2だけを阻害する解熱鎮痛剤が用いられることがあります。しかしこの解熱鎮痛剤には、心臓に対する副作用があります。

図1　解熱鎮痛剤は、炎症発現作用や組織防御作用を持つ
プロスタグランジンの産生を抑制する

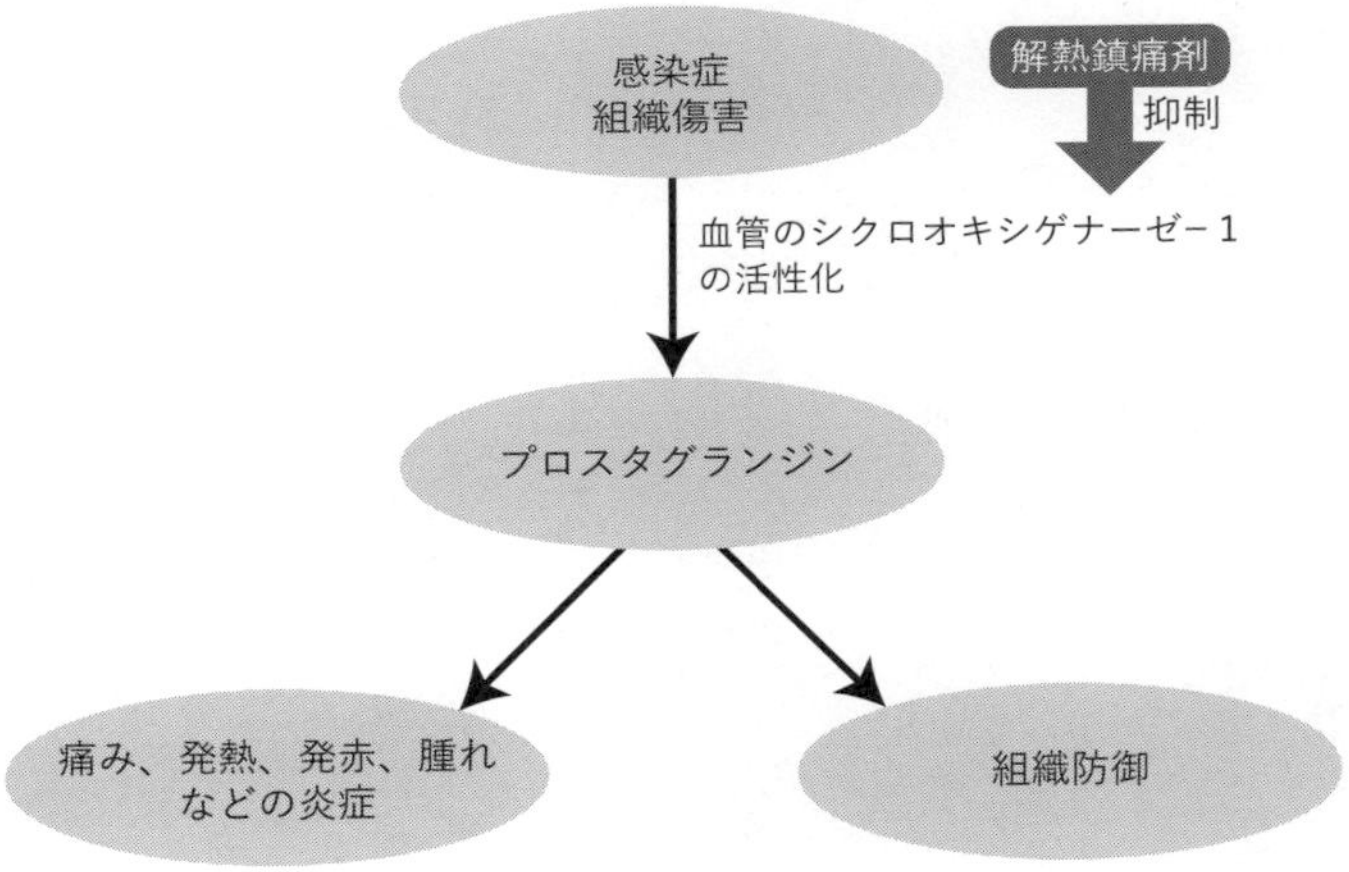

アセトアミノフェン（商品名：市販薬ではタイレノール、処方薬ではカロナールなど）という解熱鎮痛剤は、シクロオキシゲナーゼを強く阻害しないので、痛みや発熱などの炎症を他の解熱鎮痛剤ほど強くは抑えません。

しかし、サイトプロテクションの機構も破壊しないため、胃潰瘍などの副作用も起こしません。この薬が炎症や発熱を抑える作用のメカニズムは、はっきりとはわかっていません。

解熱鎮痛剤の副作用

解熱鎮痛剤の最も頻繁にみられる副作用は、胃炎や胃潰瘍などの胃粘膜の傷害です。これは、日常的にアセトアミノフェン以外の解熱鎮痛剤を服用している人の15～30%にみられます。これは解熱鎮痛剤が、胃粘膜を保護するプロスタグランジンの生成を抑えるために起こります。しかし、プロスタグランジンは胃以外の多くの組織でも組織を傷害から守る作用をもっているので、解熱鎮痛剤は体内で胃以外の組織の傷害も起こします。

解熱鎮痛剤の内服では、副作用として胃炎や胃潰瘍などの胃粘膜傷害が最も多いことが知られています。しかし、理論的には、解熱鎮痛剤は胃以外の組織をも傷害すると考えられます。

胃には食べた物を消化するために胃酸があります。そのため、解熱鎮痛剤により胃粘膜傷害が引き起こされると、胃酸が傷害部位で知覚神経を刺激して痛みを引き起こすので、早くから気付かれやすくなります。口の中に傷があると、酸っぱいものがしみるのと同じ理屈です。

ロキソニンやボルタレンなどの解熱鎮痛剤が、腸閉塞を起こすことは、最近になってやっと判明しました。この理由として、腸には胃酸がないので炎症や潰瘍ができても胃ほどは痛みが出にくく、そのためこれらの傷害が見逃されやすかったことが考えられます。

しかし、薬の常用により腸で何回も炎症が繰り返されるうちに、その部位に瘢痕《はんこん》（傷跡のかさぶたのようなもの）が形成され増えていきます。その結果、腸に狭窄が起こり腸閉塞が引き起こされ、その時点ではじめて腸に傷害があったことが気づかれるのでしょう。同じような理由で、胃以外の組織でも解熱鎮痛剤の副作用は起こっていると考えられます。

シクロオキシゲナーゼ－２だけを阻害する解熱鎮痛剤の服用では、胃粘膜傷害の発症数は、両方のシクロオキシゲナーゼを抑える薬に比べて、半分であることがわかっています。

これらは胃潰瘍などの副作用を起こすことは少ないのですが、心不全の既往がある人には、心筋梗塞などのリスクを高めることが知られています。逆に考えれば、シクロオキシゲナーゼ－２で作られるプロスタグランジンには、心臓を守る働きがあると言えます。

抗ヒスタミン剤とはこんな薬

アレルギー反応やウイルス感染が起こると、肥満細胞という細胞からヒスタミンという物質が放出されます。

ヒスタミンは痛みや熱さを感じる知覚神経を刺激し、かゆみを引き起こします。その他にも、ヒスタミンは血管を広げる作用、血管の透過性の亢進、すなわち血液中の水分の血管外への漏出などを促進する作用などを持っており、鼻水、鼻づまり、そして、じんましんのような発赤や腫れをも引き起こします（図２）。

ヒスタミンは、末梢の知覚神経表面のＨ１ヒスタミン受容体を活性化して、かゆみなどの症状を引き起こします。抗ヒスタミン剤は、ヒスタミンによるＨ１受容体の活

図２　抗ヒスタミン剤は、アレルギー反応で増えたヒスタミンによる知覚神経の刺激を抑制する

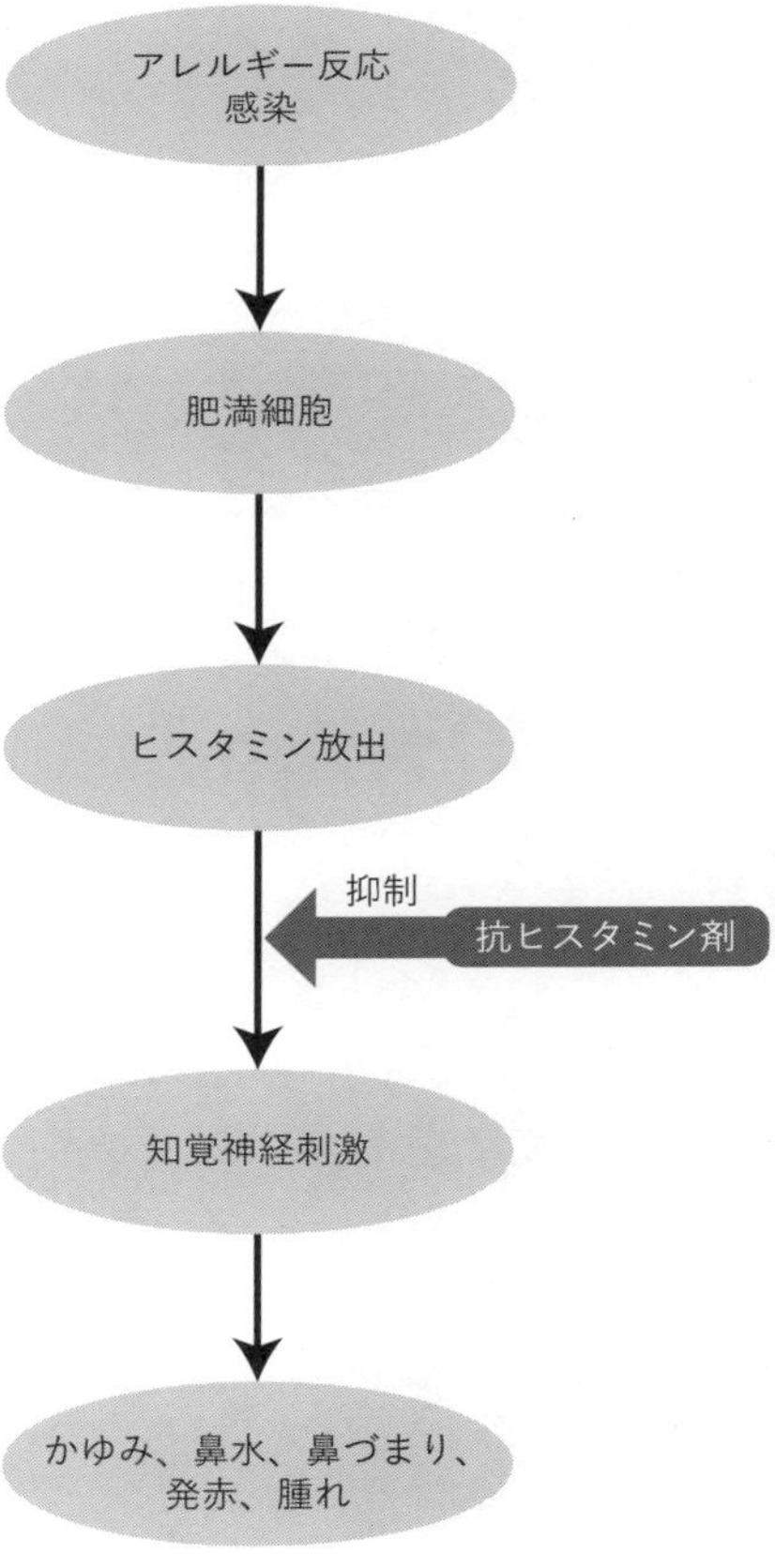

性化を抑えることで、鼻水、鼻づまり、腫れ、くしゃみなどをやわらげます。

抗ヒスタミン剤は、ヒスタミンの働きを抑えて、風邪や花粉症にともなう症状は軽減しますが、これらの症状の原因になっているウイルス感染やアレルギー反応は抑えません。むしろ、抗ヒスタミン剤はウイルス感染やアレルギー反応は悪くする可能性が高いのです。

抗ヒスタミン剤の副作用

最もよく知られた抗ヒスタミン剤の副作用は眠気です。ヒスタミンのH1受容体は、末梢の知覚神経のみならず、脳にも存在します。脳ではこの受容体の刺激は、覚醒（目を覚ましている状態を維持すること）に関与しています。

抗ヒスタミン剤は末梢の知覚神経のみならず、脳のヒスタミンによるH1ヒスタミン受容体の活性化も抑えるので、覚醒レベルが下がり眠気となって感じられるのです。

しかし、この眠気は生理的な睡眠の前に表れる眠気とは違って、作業能率、集中力、そして判断力などの低下をともないます。軽い意識障害と考えたほうがよいでしょう。この副作用により、事故を起こしやすくなったり、学校の成績が下がったりすることが知られています。

抗ヒスタミン剤は、また、アセチルコリンという物質の受容体の機能をも低下させます。アセチルコリンは、その受容体を活性化することで、リラックス神経である副交感神経の働きを発現させます。したがって、抗ヒスタミン剤はアセチルコリンの作用を阻害し、副交感神経の働きを低下させることになります。

抗ヒスタミン剤のアセチルコリン阻害作用は、抗ヒスタミン剤の抗コリン作用と呼ばれます。この作用により、散瞳《さんどう》、排尿障害、および唾液の分泌低下による口の渇きなどを引き起こし、緑内障や前立腺肥大などの症状を悪化させます。

他にも、抗ヒスタミン剤の副作用には、認知機能低下、全身倦怠、めまい、および耳鳴りなどがあります。また、食欲亢進とそれにともなう体重増加も認められます。

第２章

風邪薬で、なぜ毛が抜ける？

まず、育毛のメカニズムを知る

解熱鎮痛剤（熱さまし、痛み止め）や抗ヒスタミン剤（かゆみ止め）で、なぜ毛が抜けるのかを理解するためには、育毛のメカニズムを知る必要があります。

私が育毛のメカニズムを見つけたのは、将来、育毛の研究をするなどとは、夢にも思っていなかった時期でした。

育毛のメカニズムは偶然に見つかった

もともと私は血液が固まる（血液凝固と言います）過程をコントロールするメカニズムの研究をしていました。

血液はトロンビンという酵素によって固まります。トロンビンの働きを抑えて、血液が固まるのを防ぐ物質がアンチトロンビンというタンパク質です。

アンチトロンビンには組織の血流を増やす作用があることもわかっていましたが、

そのメカニズムは不明で、私は、このメカニズムを解明する研究を15年間行っていました。

その研究の結果、アンチトロンビンが血管の周りにある、痛みやかゆみを感じる知覚神経を刺激して、血流増加作用を持つインスリン様成長因子－１（ＩＧＦ－１）を増やすことが判明したのです。この結果は、アンチトロンビンに限らず他の物質によって知覚神経を刺激しても、ＩＧＦ－１が増加することを意味しています。

また、ＩＧＦ－１には育毛効果があるということがわかっていたので、この発見は知覚神経を刺激すれば育毛が促進されるということをも意味することになります。

ＩＧＦ－１は心身の成長に不可欠な物質

ＩＧＦ－１は体内に存在する成長因子のひとつです。

一般に、成長因子とは細胞の分裂増殖を促進し、組織の成長、成熟、また再生に重要な役割を担う物質です。多くの成長因子の中でも、細胞の生存や増殖においてはＩ

ＧＦ－１が最も強い作用を持っていることが知られています。

ＩＧＦ－１はアミノ酸約70個からなるペプチドで、頭皮をはじめ体中のすべての組織で作られ、育毛以外にもヒトの心身の成長に不可欠な物質です。

成長ホルモンの心身の成長作用はＩＧＦ－１によって発現される

ヒトの心身の成長が最も著しいのは思春期の頃です。思春期になると、脳下垂体という組織からの成長ホルモンの分泌が増えます。

成長ホルモンは、体の中の多くの組織に作用しますが、特に筋肉量を増やし、また、骨を丈夫にしてその長さを伸ばすなどの身体の成長作用を持っています。

さらに、脳、特に学習能力の中枢である海馬という神経組織を発達させる作用も持っています。

このように、成長ホルモンは心身の成長作用を持っているのですが、実はその多くの作用はＩＧＦ－１によって仲介されているのです。すなわち、成長ホルモンは筋肉や骨などに作用して、それらの組織でＩＧＦ－１を増やし、増加したＩＧＦ－１が組織の成長を促進するのです。

ＩＧＦ－１は思春期に最も多く作られ、その後、加齢とともに減少していきます。減少にともない老化が進み、生活習慣病を発症しやすくなります。言い換えれば、ＩＧＦ－１は心身の成長に加えて、適切な老化と健康維持に極めて重要な役割を担っていると言えます。

ＩＧＦ－１の多くの重要な作用

ヒトの体の中で、実際にＩＧＦ－１がどのような作用を担っているかは、ＩＧＦ－１を作ることができないラロン症候群という病気の患者さんの症状を調べることによってわかります。

次ページの表１に、この病気の患者さんの症状と動物実験の結果などをもとにして判明したＩＧＦ－１の作用を示します。

l. 免疫機能の正常化

免疫反応とは、本来は、異物を排除するために起こる一連の過程を指します。しかし、免疫反応が暴走すると、アレルギーや自分の体を傷つける自己免疫疾患が起こります。この免疫系の暴走を止める役割を担うのが、免疫系の一部を構成する制御性 T リンパ球という細胞です。IGF-1 は、制御性 T 細胞を活性化することが知られており、この作用により、IGF-1 はアトピー性皮膚炎や円形脱毛症などの自己免疫疾患を改善すると考えられます。

m. 生殖機能の発達

ラロン症候群の患者の性器や性腺は未発達で、思春期の到来は男の子で特に遅れ、これらの事実より、IGF-1 は、生殖機能の発達に重要であることがわかります。

n. 肥満の防止

ラロン症候群の患者は小食ですが肥満であり、その程度は成長するにつれてますます顕著になります。このことから、IGF-1 は、肥満防止に不可欠であると考えられます。

o. 良好な睡眠の維持

成人のラロン症候群の患者では、例外なく睡眠障害が認められます。狭い咽頭腔と肥満で、睡眠時無呼吸症候群も認められます。これらの事実から、IGF-1 は正常な睡眠を得るために極めて重要であることがわかります。

p. 抗うつ作用

成人で発症した成長ホルモン欠損症（IGF-1 が低下する）の 61%に鬱症状が認められ、成長ホルモン補充により IGF-1 産生が増加した症例でのみ、鬱症状の改善が認められています。IGF-1 は、脳の記憶の中枢である海馬の神経細胞を再生させますが、これにより抗うつ作用を発現させることも知られています。

これらの事実は、IGF-1 が、抗うつ作用を有していることを強く示唆します。

q. 抗酸化作用

ストレスなどで自律神経の交感神経の緊張が強くなると、血管が収縮して、組織の血流が悪くなります。その後、血流を上げるために、血管を拡張させる副交感神経の働きが強くなります。このとき、組織に大量の血液が急に流れ込むと、活性酸素が発生して血管を傷つけます。大量の活性酸素は、いろいろな病気や老化の促進に重要な役割を演じることが知られています。IGF-1 は、スーパーオキサイドデイスムターゼ（SOD）などの活性酸素を消去する酵素を増やすことで、体の中で抗酸化作用を発揮します。

r. 抗炎症作用

感染症などでは、白血球が活性化され細菌や傷害された細胞を処理し、生体防御機講に重要な役割を演じます。しかし、白血球の活性化が過剰になると、傷ついていない正常な細胞まで傷害され、組織の機能不全（炎症）が起こります。

私は、動物実験で IGF-1 が白血球の過剰な活性化を抑えて、組織の炎症を抑えることを確認しました。解熱鎮痛剤はプロスタグランジンの産生を抑えて、炎症の症状は軽減しますが、組織の傷害（炎症）を悪化させます。しかし、IGF-1 はプロスタグランジンの産生を高めることによって、言い換えれば組織の防御機構を高めることにより、組織の傷害（炎症）を軽減し、その結果として炎症に伴う症状をやわらげるという理想的な抗炎症作用を発揮します。

表1　IGF-1 の作用

a. 筋肉や骨の発達とその機能の維持
IGF-1 は、筋肉量を増やし、骨密度を上げることがわかっています。

b. 肌の老化防止作用
ラロン症候群の患者は、皮膚が薄くまた皺などの加齢にともなうさまざまな症候が若年から認められます。これらのことから、IGF-1 が肌の老化防止作用を持っていることがわかります。

c. 毛髪や爪の成長とその質の維持
IGF-1 は、毛髪を増やす作用に加え、その太さ、コシ、およびツヤをよくするなど髪の毛の質を改善する作用をも持っています。また、IGF-1 は、爪の成長にも大きく関与します。

d. 眼の網膜の血管形成、さらに視力の維持
ラロン症候群の患者の網膜の血管は、健常人に比べて明らかに枝分かれが少なく、多くの若い患者は近視で眼鏡を必要とします。すなわち、IGF-1 は、網膜などの血管形成、さらに視力の維持に重要です。

e. 歯牙の成長やその維持
ラロン症候群の患者は、歯が生え始める時期が遅く、なかなか生え揃いません。

f. 心機能の発達とその維持
ラロン症候群の患者は、心臓が小さく、また心筋の厚さも薄く、働きも悪いことが知られており、これらの所見は、IGF-1 が心機能の発達に重要であることを示唆します。

g. 血圧の正常化作用
IGF-1 は、血管拡張作用を有しており、組織血流を増やすほか、血圧を正常化する働きを持っています。

h. 神経系の発達や機能維持
IGF-1 は身体の成長のみならず、神経系の成長や機能維持に極めて重要な役割を演じ、知能の発達にも重要です。

i. 糖代謝の正常化
ラロン症候群の若年の患者では、糖尿病の前段階であるインスリンが効かない状態、すなわちインスリン抵抗性が認められます。この状態は、加齢や肥満に伴いさらに顕著になっていき、最終的に糖尿病を発症します。これらの所見は、IGF-1 がインスリンの作用を助け、糖代謝を正常にする作用を持っていることを示しています。

j. 脂質代謝の改善
IGF-1 は、悪玉コレステロールを含む、LDL という血液中のたんぱく質の筋肉への取り込みを促進して、高脂血症を改善する作用を持っています。

k. 免疫力を高める
ラロン症候群の患者では、リンパ球数が減少しています。このことは、IGF-1 がリンパ球を増やして、免疫系を活性化する作用を有することを示唆します。IGF-1 は、がん細胞やウイルスが感染した細胞を傷害するナチュラルキラー細胞を活性化することが知られています。ナチュラルキラー細胞は、思春期にその数が最高になり、その後加齢と共に減少しますが、これは IGF-1 濃度の変化と極めて類似した変化で、人の加齢に伴う免疫機能の低下は IGF-1 産生の低下と密接な関連があることが示唆されています。これらのことから、IGF-1 は免疫力を高める作用を有していることがわかります。

ＩＧＦ－１の驚きの育毛効果

ＩＧＦ－１を作れない患者は、若年から薄毛で髪の毛の質も悪い

ＩＧＦ－１は髪の毛を増やす作用を持っています。これは、ＩＧＦ－１を作れないラロン症候群の患者が、若年から薄毛になることからも明らかです。

ラロン症候群の患者では、髪の毛が細く、折れやすく、また、若年から薄毛になることが知られています。

また、毛髪は天然パーマのように縮れ、毛に溝のようなものがあり、もろくなることが認められています。

さらに髪の毛や爪の伸び方は健常人より遅く、散髪や爪切りの必要がありません。

これらの事実から、ＩＧＦ－１が毛髪や爪の成長とその質の維持に極めて重要な役割を担っていることがわかります。

ＩＧＦ－１は、髪の毛のもとになる毛母細胞を増やす

ＩＧＦ－１は髪の毛のもとになる毛母細胞を養う、いわば育毛装置とも言える毛根の毛乳頭という組織で作られます。ＩＧＦ－１の受容体はＩＧＦ－１を作る毛乳頭の細胞自身、および毛母細胞に発現しており、これらの細胞にＩＧＦ－１が作用すると、毛乳頭細胞が活性化され毛母細胞が増殖して育毛効果が発現します。

ＩＧＦ－１は髪の毛の寿命を延ばし、産毛が生えるのを促進する

髪の毛の寿命は３～６年ですが、この期間は髪の毛が伸びる成長期（２～６年、頭髪の約90％がこの時期にある）、髪の毛が成長を止める退行期（２～３週間、頭髪の約３％）、そして毛乳頭が今ある髪の毛の根元から離れて行ってしまう休止期（約１００日、頭髪の10～15％）からなっています。休止期から成長期に移る間に、新しい毛が作られ始めますが、この時期に古い毛が抜けていきます。

ＩＧＦ－１は髪の毛の成長期を長くし、退行期や休止期を短縮させることで、髪の毛を増やします。また、ＩＧＦ－１は髪の毛の腰やツヤを改善する作用、すなわち髪

の毛の質を改善する作用も持っています。

脱毛症では、髪の毛の成長期が短縮し休止期や退行期が長くなるので、毛が抜けやすく、また、生えにくくなり、結果として薄毛になります。したがって、脱毛症の改善には頭皮でＩＧＦ－１を増やす必要があります。

知覚神経刺激により、ＩＧＦ－１が増えるメカニズム

ＩＧＦ－１が増える過程では、プロスタグランジンが重要な役割を果たす

知覚神経によるＩＧＦ－１増加のメカニズムをもう少し詳しく説明します（図３）。知覚神経が刺激されると刺激された組織の神経の末端から、カルシトニン遺伝子関連ペプチド（ＣＧＲＰ）という物質が放出されます。ＣＧＲＰは近くの血管の内腔を覆う血管内皮細胞のシクロオキシゲナーゼ－１を活性化して、プロスタグランジンを増やします。

図３　知覚神経を刺激すれば、全身の IGF-1 が増加し
育毛効果や健康効果が現れる

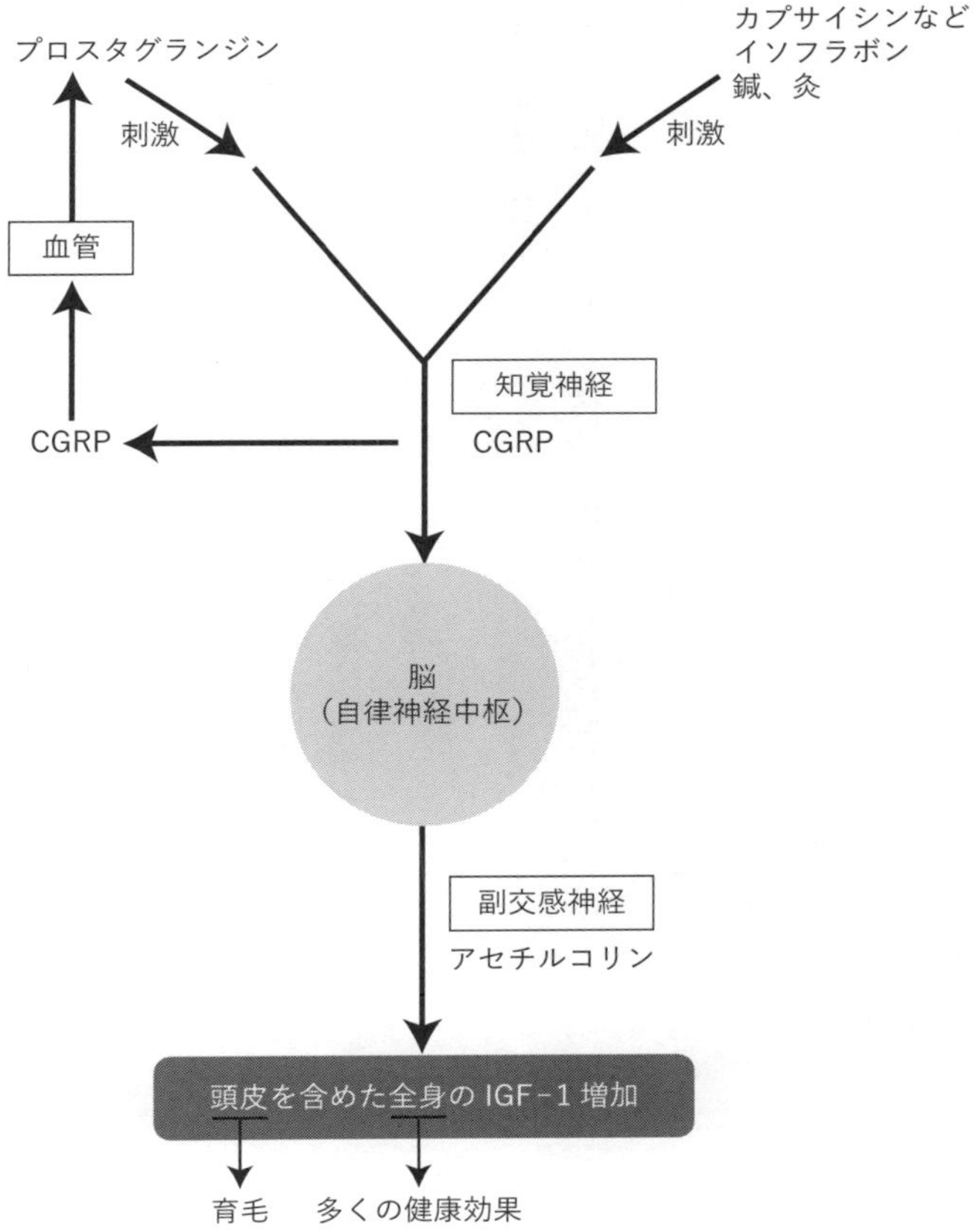

前述のようにプロスタグランジンは知覚神経を刺激するので、増えたプロスタグランジンは、さらに知覚神経からのCGRPの放出を増やします。

こうして放出されたCGRPは、知覚神経が刺激された部位でIGF－1を作らせるほか、神経系のネットワークを介して脳へと刺激情報を伝達します。

さらに、この刺激情報は脳から頭皮を含めた全身の組織へと伝達されます。この過程では、自律神経の中でもリラックスした状態を作る副交感神経が関与しており、結果として頭皮などの全身の組織でIGF－1が増えます。

鍼や灸による治療効果も知覚神経刺激によるIGF－1増加によってもたらされる？

鍼や灸では、それぞれ痛みや温熱で知覚神経を刺激することになります。体のツボと呼ばれる部分は、おそらく知覚神経が集まっている部分で、そこを鍼や灸で刺激するので、体内のIGF－1が増えて治療効果が発現するとも考えられます。

このように知覚神経を刺激するとIGF－1が増えるという発見は、これまで不明であった鍼灸治療の効果発現メカニズムをもうまく説明することができます。

ＩＧＦ－１を安全に増やす方法は見つかっていなかった

大人に成長ホルモンを投与して、ＩＧＦ－１を増やすと副作用が出現

私が、ＩＧＦ－１を増やす新しいメカニズムを見つけるまでは、ＩＧＦ－１は成長ホルモンによって増えるということしかわかっていませんでした。

これまで述べたように、ＩＧＦ－１にはさまざまな健康効果やアンチエイジング効果があるので、大人に成長ホルモンを注射してＩＧＦ－１を増やそうとする試みが数多く行われました。

しかし、思春期の子どもと違い、骨や筋肉に伸びしろのない大人では、成長ホルモン注射でＩＧＦ－１は増えますが、筋肉痛や関節痛が起こり、さらに糖尿病の悪化などの副作用もみられて、成長ホルモンの注射は安全にＩＧＦ－１を増やす方法とはなりませんでした。対して、知覚神経刺激は安全なＩＧＦ－１を増やす方法と言えます。

第３章

新しく発見された育毛メカニズムの脱毛症治療への応用

カプサイシンと大豆イソフラボンの組み合わせで育毛効果が発現する

知覚神経を刺激する代表的な物質は、唐辛子の辛味成分であるカプサイシンです。唐辛子の中でも、特に辛い青唐辛子を食べると口の中が熱くなり、また、痛みさえ感じるのはカプサイシンが口の中の知覚神経を強く刺激するからです。

よく胃潰瘍などになると、唐辛子のような刺激物質は食べてはいけないと言いますが、非常に辛い青唐辛子を食べても、口の中がただれることがないのと同じで、唐辛子が胃潰瘍を悪くすることはありません。

ＩＧＦ－１は胃の炎症を改善する作用を持つので、唐辛子はむしろ胃潰瘍を改善すると考えられ、実際にそのような臨床研究の結果もあります。

また、私は大豆に含まれるイソフラボンが、カプサイシンによる知覚神経刺激効果を高めることも見出しました。

これらの事実を考え合わせると、カプサイシンとイソフラボンの摂取で、ＩＧＦ－１が増え育毛効果が発現すると思われます。

カプサイシンとイソフラボンによるＩＧＦ－１増加と育毛効果をマウスで確認

カプサイシンとイソフラボンで育毛効果が発現するかどうかを、まずマウスの実験で確かめてみました。

実験の結果、カプサイシンとイソフラボンのそれぞれに、毛根のＩＧＦ－１を増やし育毛を促進する作用があることがわかりました。

さらに、カプサイシンとイソフラボンの両方を投与すると、単独投与の場合に比べて育毛のスピードと、毛根のＩＧＦ－１濃度がさらに高くなることも判明しました。

カプサイシンとイソフラボンの摂取で、胃や腸などの知覚神経が刺激されると、刺激局所のみならず全身の副交感神経が刺激されることになり、遠く離れた頭皮などの組織でもＩＧＦ－１が増えて、育毛効果が発現するのです（39ページ・図３）。

ヒトでもカプサイシンとイソフラボンによるＩＧＦ－１の増加と育毛効果を確認

実際に、カプサイシンとイソフラボンが、ヒトでもＩＧＦ－１を増やして育毛効果を発現させるかどうかを検討してみました。

カプサイシンとイソフラボンを、長年円形脱毛症の重症型で悩んでいた全頭脱毛の男性の方に飲んでもらいました。すると、摂取後３週間で部分的に産毛が生え始め、その後、育毛効果が続き広い範囲で毛が生えてきたことが確認されました。

さらに、いろいろなタイプの薄毛で悩む男女31人に、これらのサプリメントを５ヵ月間摂取してもらい、その育毛効果を見てみました。その結果、これらの人のうち20人（64・５％）に育毛効果が認められ、血液中のＩＧＦ－１濃度もこれらのサプリメント投与により増加していました。

このように、カプサイシンとイソフラボンで知覚神経を刺激すれば、ヒトでも頭皮を含む体の組織でＩＧＦ－１が増え、育毛効果が表れることがわかったのです。

知覚神経を刺激し、ＩＧＦ－１を増やすといろいろな脱毛症が著しく改善！

男性型脱毛症

男性型脱毛症では、脱毛ホルモンがＩＧＦ－１を減らして脱毛を引き起こす

男性型脱毛症は、男性ホルモンが体内で変化したジヒドロテストステロン（ＤＨＴ）という、脱毛ホルモンによって引き起こされます。

ＤＨＴは毛根にある5αリダクターゼという酵素で作られます（49ページ・図4）。男性の母方の祖父が薄毛（男性型脱毛症）である場合には、その男性に男性型脱毛症が遺伝します。これは、ＤＨＴによる脱毛の感受性の高さ（脱毛の起きやすさ）が遺伝するためです。男性型脱毛症は日本人男性の4人に1人で認められ、また80歳ま

でに男性の8割が発症すると言われています。私の研究で、DHTがIGF－1を減らして男性型脱毛症を引き起こすことがわかりました。

男性型脱毛症の治療薬は、脱毛ホルモンができるのを抑える

男性型脱毛症の治療薬には、プロペシアやザガーロ（アボルブという名前でも販売されている）という商品名の薬が使われますが、それぞれフィナステリドとデュタステリドという成分を含んでいます。

脱毛を引き起こすDHTを作る5αリダクターゼにはI型とII型の2種類があります。I型は、頭皮、頭部と顔の皮脂腺、肝臓、副腎、腎臓などに、II型は、前頭部と髭、前立腺などに発現しています。

プロペシアはII型のみを阻害しますが、ザガーロはI型とII型の両方を阻害して、DHTの生成を抑えます。プロペシアやザガーロは、DHTができるのを抑制するので、これらの薬はDHTによるIGF－1の低下を防ぐことになります。

つまり、これらの薬は低下したIGF－1の産生を正常に近づけることで、脱毛症を改善すると考えられます。しかし、これらの薬は、IGF－1産生を正常以上には

図4　脱毛ホルモンであるDHTは、知覚神経の働きを抑え
IGF-1を低下させる

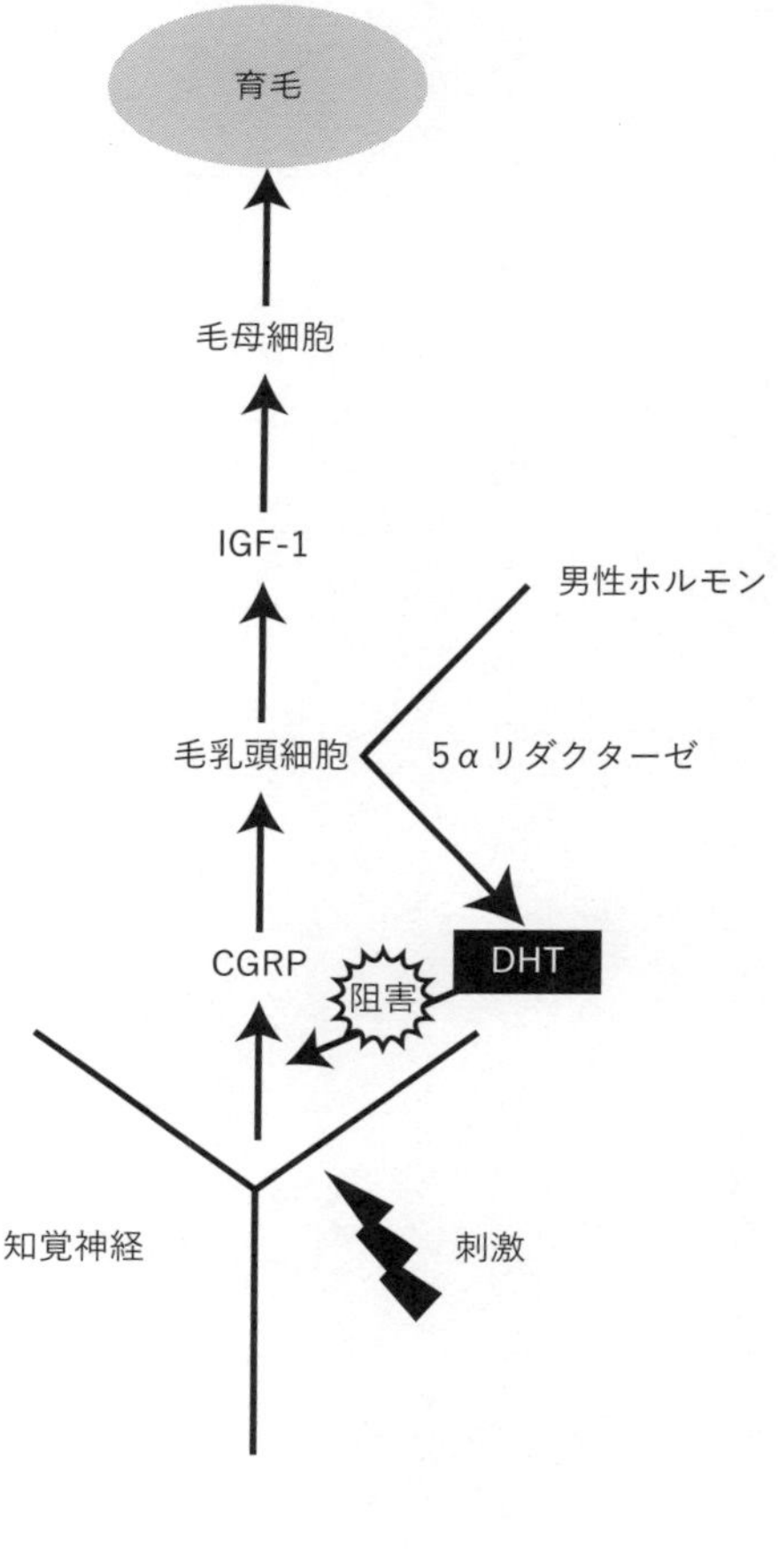

増やさないので、男性型脱毛症の進行を止める程度の効果しか発揮できないことになります。

男性型脱毛症の治療薬とカプサイシンとイソフラボンの組み合わせで、著明な育毛効果！

これらの男性型脱毛症の治療薬がＩＧＦ－１の低下を抑えるだけであることに対して、カプサイシンとイソフラボンは、知覚神経を刺激してＩＧＦ－１を増やします。そのため、薄毛の進行を止めることに加えて、新たな育毛効果も発揮すると考えられます。

すなわち、プロペシアやザガーロなどの薬剤とカプサイシンとイソフラボンの併用は、ＩＧＦ－１を減らすＤＨＴという原因を取り除くことに加えて、さらにＩＧＦ－１を増やすことも同時に期待できるので、単独での治療よりも高い効果を生むと考えられるのです。

予想通り、プロペシア単独では治療後６ヵ月で58％の症例に効果があったことが報告されていますが、プロペシアにカプサイシンとイソフラボンを併用すると、90％以

写真2　カプサイシン、イソフラボン、およびプロペシアと
プロペシアのみの治療効果の比較

40代・男性（男性型脱毛症）頭頂部

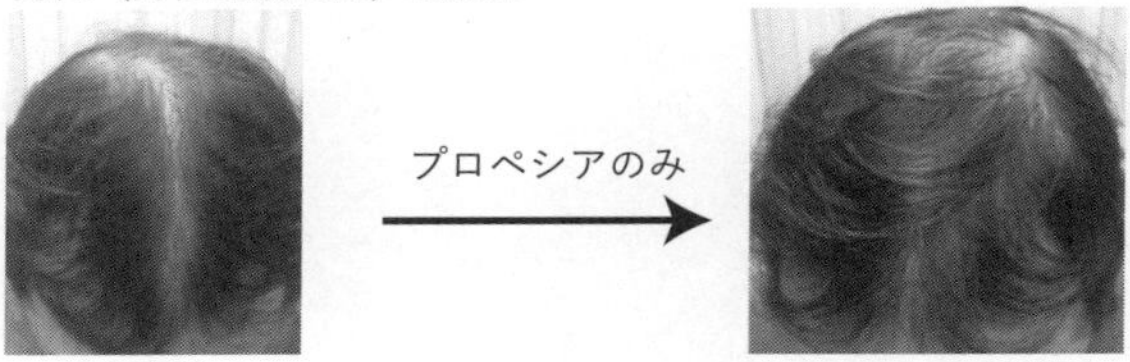

治療前　　1年1ヵ月後

30代・男性（男性型脱毛症）頭頂部

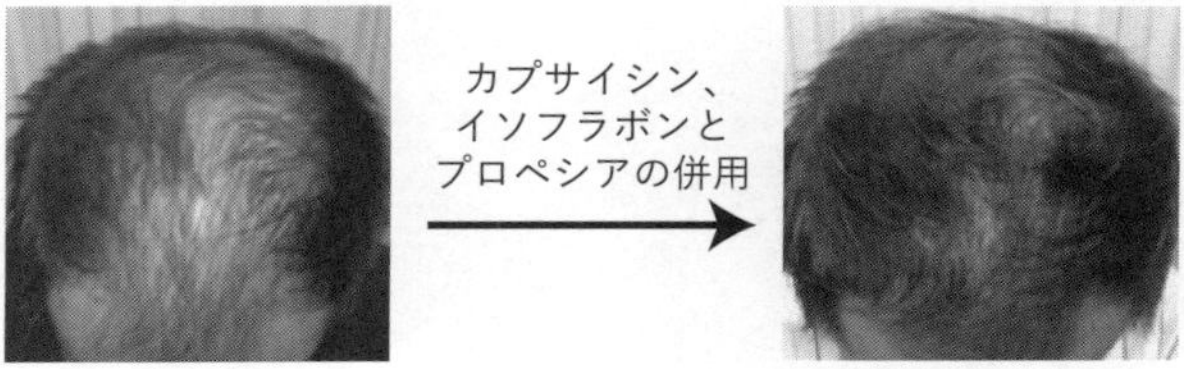

治療前　　1年後

上の症例に効果がみられました。

写真2は、プロペシアのみを1年1ヵ月間服用した40代の男性型脱毛症の男性と、プロペシアに加えてカプサイシンとイソフラボンを1年間服用した30代の男性型脱毛症の男性の頭部写真です。

プロペシア単独では見た目の改善はみられませんが、プロペシアとカプサイシン、イソフラボンを併用した男性では、明らかな改善効果がみられています。

女性型脱毛症

女性型脱毛症は、IGF－1を増やす女性ホルモンの減少で起こる

女性型脱毛症は主に中年以降の女性に多くみられ、主に頭のてっぺん、すなわち頭頂部で脱毛がみられます。

最近は女性型脱毛症の数が増えており、電車に乗っていても座っている女性の頭頂部が薄くなっているのを見ることが多くなっています。

女性型脱毛症の原因は、主に加齢にともなう女性ホルモンの産生の減少です。

女性ホルモンであるエストロゲンは、知覚神経の神経成長因子を増やすことが知られています。この神経成長因子は知覚神経を刺激する作用を持っているので、エストロゲンは、神経成長因子の作用を介してIGF－1を増やすことになります（図5）。

女性ホルモンが規則正しく分泌されていると、IGF－1が正常に作られ、髪や肌もきれいに保たれます。しかし加齢とともに女性ホルモンの分泌が落ちてくると、IGF－1が減少し、髪の毛が細く腰もなくなり、パサついてきて、抜け毛が増えます。

図５　女性ホルモンは、知覚神経の神経成長因子の産生を増やすことで、IGF-１を増やし、育毛や健康効果を発現させる

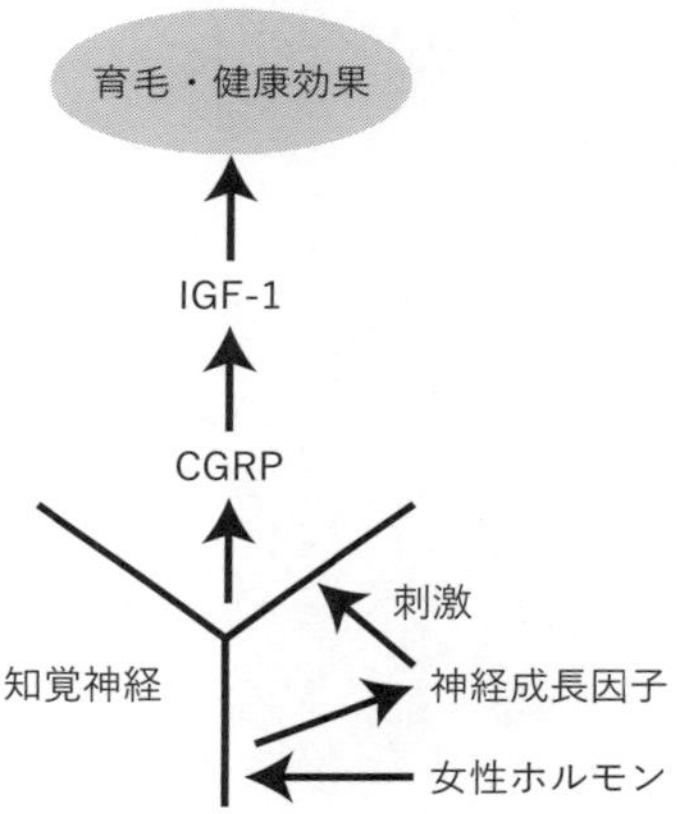

女性ホルモンの減少で脱毛ホルモンの作用が強くなる

女性の体内でも、少量の男性ホルモンが作られています。

女性ホルモンには、男性ホルモンの作用を抑える働きがあるので、減少すると男性ホルモンの作用が強くなります。その結果として、女性でも、男性ホルモンに由来する脱毛ホルモンＤＨＴの作用が強くなり、男性型脱毛症と同じように、頭頂部に薄毛が発現してきます。

最近は、20代の女性でも女性型脱毛症を起こす場合が多くなりまし

た。これは、卵巣の機能はあっても、女性ホルモンの分泌を促進する脳下垂体からの性腺刺激ホルモンの分泌リズムが乱れるからです。

その結果、女性ホルモンの規則正しい分泌が起こらなくなり、脱毛が起こってきます。原因として、生活習慣の変化や心身のストレスが考えられます。

女性型脱毛症には治療薬がない

男性型脱毛症に対しては治療薬があるのですが、女性にはこれらの薬は使えません。これは、脱毛ホルモンＤＨＴが男子胎児の性器の形成に重要な役割を演じており、これらの薬が妊娠時の男子胎児に奇形を生じさせるおそれがあるからです。

また、プロペシアは、女性の脱毛症に効果がないという報告もあります。そのため、男性型脱毛症の治療薬は、女性型脱毛症には、使用しないように決められています。

降圧剤であるミノキシジルという薬剤に、副作用としての多毛が見つかり、それを契機に、この薬が男性型脱毛症や女性型脱毛症の治療に使用される場合があります。

しかし、この薬には顔のむくみや体毛の増加などの副作用があることが知られています。

このように、女性型脱毛症にはいまだ安全で有効な治療薬がありません。

女性型脱毛症でもIGF－1を増やせば改善する

女性ホルモンの分泌低下はIGF－1を減らし、脱毛を起こします。反対にIGF－1を増やせば、女性型脱毛症も改善されると考えられます。写真3は女性型脱毛症で、毛が細くなった50歳代の女性の治療前と、カプサイシンとイソフラボンのサプリメントを服用してもらって6ヵ月後の頭部写真です。この女性では、頭頂部の薄毛が明らかに改善していることがわかります。

先ほど説明したように、女性型脱毛症の治療薬はありませんので、IGF－1を増やすサプリメントのみが、女性型脱毛症の効果的な治療法になります。

写真3　50代・女性（女性型脱毛症）

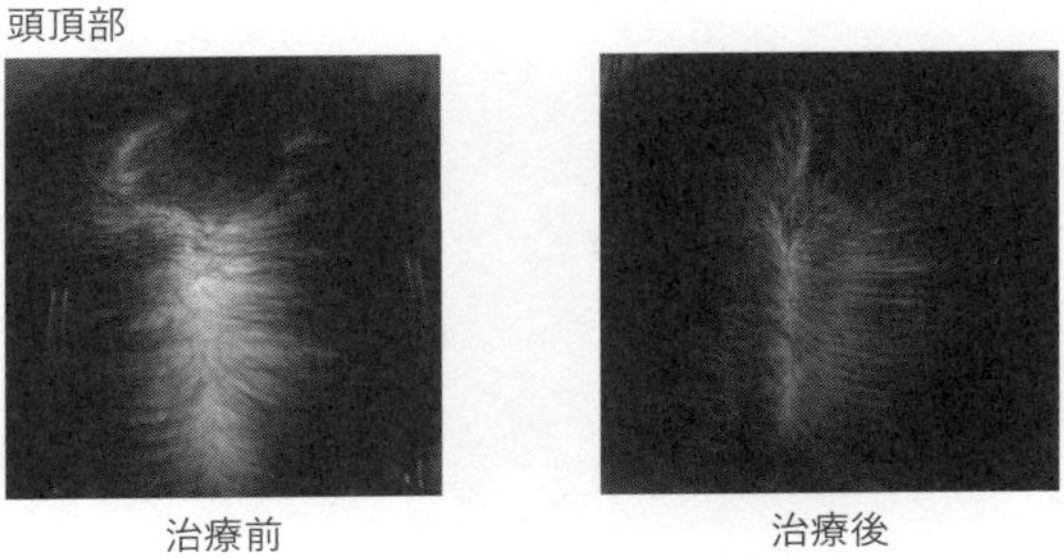

円形脱毛症はストレスが引き金となって発症する、難治の自己免疫疾患

円形脱毛症は一般人口の0・1〜0・2%の頻度で発症します。円形脱毛症と聞くと、誰でもストレスだけで起こる病気と思いがちですが、実は大きなストレスがなくても発症したケースも多いのです。その場合、風邪薬などがその発症に関わっている可能性が高いのです。

この病気は、免疫反応をつかさどる活性化T細胞というリンパ球が、間違って自分の毛根を攻撃するために起こる、いわゆる自己免疫疾患という難病のひとつです。このため、円形脱毛症の患者さんの毛根では、リンパ球の集積をともなう慢性の炎症所見が認められます。

円形脱毛症を含め、自己免疫疾患はその素因を持っている人に発症します。事実、円形脱毛症を発症した人の10〜20%に家族内の発症が認められ、その素因は遺伝すると考えられます。つまり、円形脱毛症の素因を持っている人で、大きなストレスがそ

の発症の引き金を引くことがあるのです。

ときに、大きなストレスが原因で、1ヵ所のみコイン型の円形脱毛症をきたすことがありますが、これは自然治癒する場合が多く、難治の多発型の円形脱毛症とは臨床的に少し異なります。

大きなストレスでは、円形脱毛症を抑制するIGF－1が減少する

円形脱毛症の素因を有する人に大きなストレスがあると、円形脱毛症が発症します。大きなストレスを受けると、自律神経のバランスが乱れ、交感神経が緊張し、その作用が副交感神経のそれよりも強くなります。

知覚神経刺激による体内のIGF－1増加には、副交感神経の作用が重要なので、大きなストレス時には毛根も含めて体内のIGF－1が減少します。IGF－1は円形脱毛症を引き起こす活性化T細胞の働きを抑制する、制御性T細胞という細胞を活性化し、円形脱毛症の発症を抑制します。

したがって、IGF－1が減少すると、円形脱毛症の素因を持つ人では、活性化T細胞の働きが強くなり、円形脱毛症が発症すると考えられます。

ＩＧＦ－１を減らす風邪薬などが円形脱毛症の発症の原因

重症の円形脱毛症を発症した患者さんでも、その過半数では発症時に大きなストレスなどはありません。

このような場合には、風邪薬などのＩＧＦ－１を減らす薬が、円形脱毛症の発症に重要に関係しています。このような症例については、第４章で述べます。

円形脱毛症はこれまでの皮膚科治療では治らない

円形脱毛症は文字通りコイン型の円形の脱毛部分が、１ヵ所（単発型の円形脱毛症）、または多数発現する脱毛症（多発型の円形脱毛症）です。

この脱毛部分が融合して大きくなり、重症になるとすべての髪の毛を失ってしまう全頭脱毛や、また全身の体毛までも抜けてしまう汎発性脱毛に至る場合もあります。

また、後頭部に帯状の広い範囲に脱毛をきたす、蛇行性脱毛という病態も、重症の円形脱毛症のひとつです。円形脱毛症の多発型以上の重症型は、これまでの皮膚科治療ではほとんどの場合改善しない難病のひとつです。

皮膚科の円形脱毛症診療ガイドラインには、なんとカツラの着用がすすめられている

複数の円形脱毛が認められる多発型は、皮膚科で行われる治療では、ほとんどの場合、治りません。

その現状を反映するかのように、日本皮膚科学会が作成している円形脱毛症の診療ガイドラインの中には、かつらの着用がすすめられています。これはこの診療ガイドラインに沿った治療は効かないということを、自ら示しているようなものです。

IGF－1を増やせば、難治であった円形脱毛症も改善

IGF－1には、育毛、また抜け毛を抑える効果に加えて、自己免疫を抑制する作用があります。したがって、IGF－1を増やす治療により、円形脱毛症は改善します（60ページ・図6）。

61ページの写真4は、円形脱毛症発症後、近くの皮膚科や大学病院の皮膚科で6ヵ

月間治療するも効果なく、名古屋Ｋクリニックへ来院された20代男性の頭部写真です。カプサイシンとイソフラボンを含むサプリメントと薬剤でＩＧＦ－１を増やす治療を行い、６ヵ月でほぼ治癒しました。

写真５は、全身の毛が抜ける汎発性脱毛の10代女性のカプサイシン、イソフラボンと薬剤による治療効果を示しています。現在の皮膚科治療では、不治とされる汎発性脱毛も、ＩＧＦ－１を増やす治療で改善することがわかります。

図６　円形脱毛症の発症機序と IGF-1 による、その改善の機序

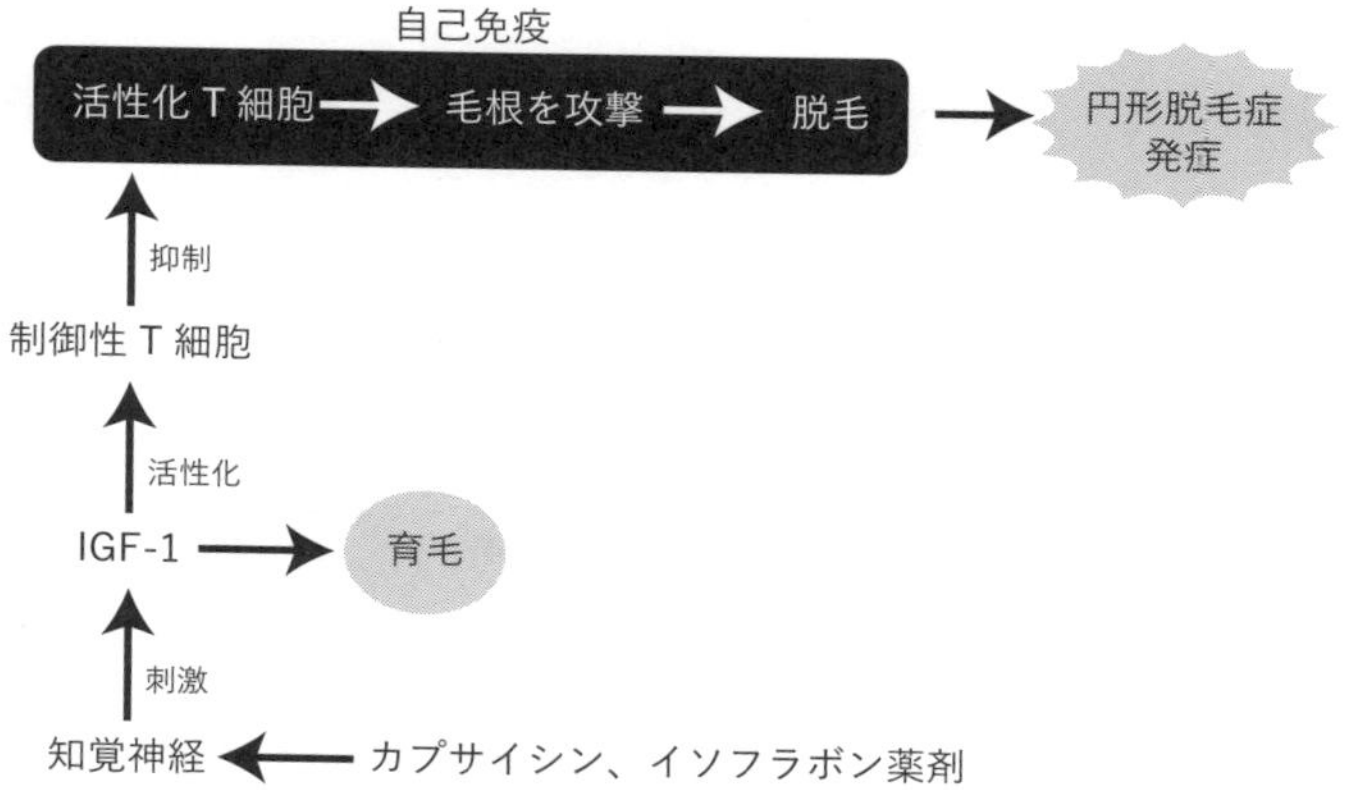

写真4　20代・男性（円形脱毛症）

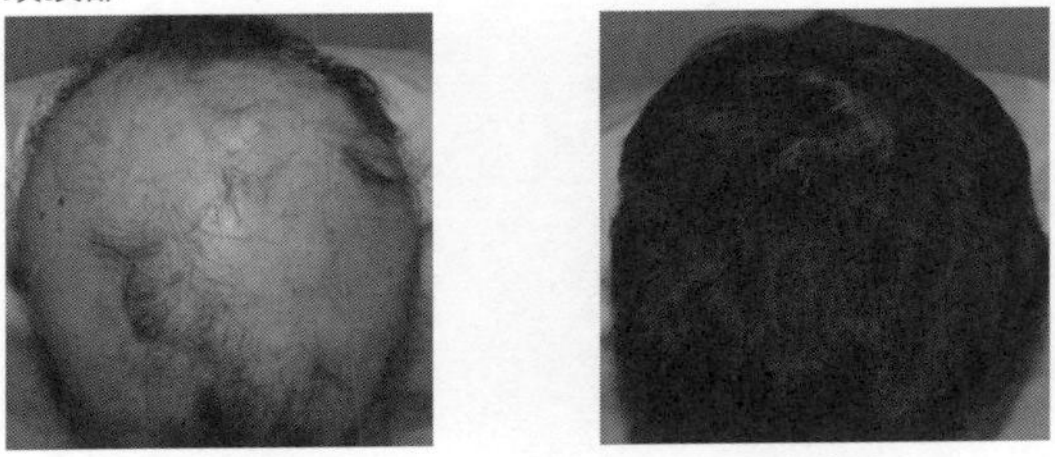

頭頂部

治療前　治療後

写真5　10代・女性（汎発性脱毛）

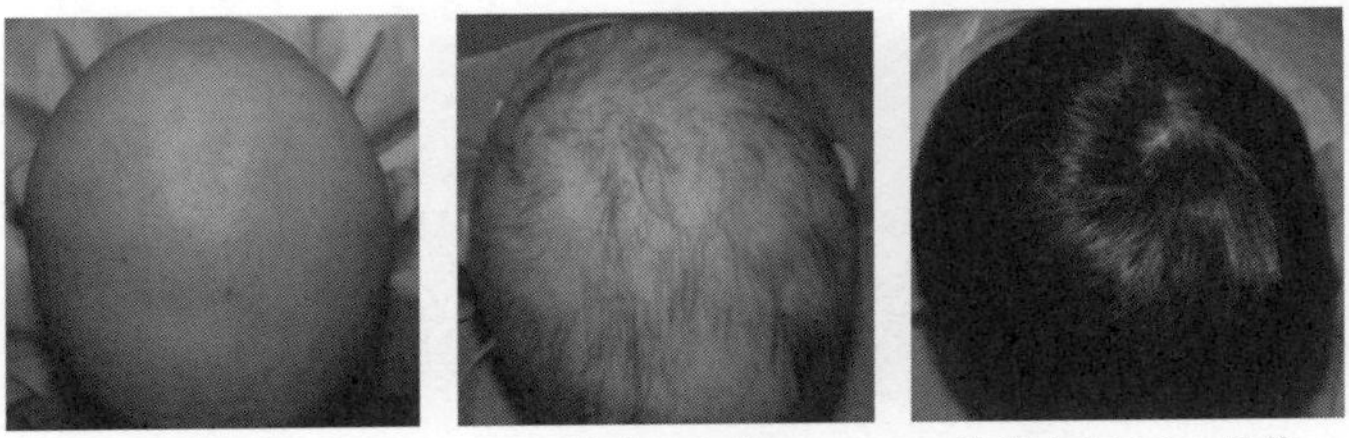

頭頂部

治療前　治療1年後　治療1年10ヵ月後

IGF－1を増やす治療で、円形脱毛症以外の自己免疫疾患も改善

IGF－1には育毛を促進する以外にも、制御性T細胞という自己免疫を是正するリンパ球を活性化する作用があります。

IGF－1は、この作用によっても円形脱毛症を改善させると考えられます。このことは、IGF－1を増やす治療は、円形脱毛症以外の自己免疫疾患をも改善する可能性を示しています。

事実、38℃以上の発熱、発疹、そして筋肉痛を示し、皮膚筋炎という自己免疫疾患が疑われた60代の女性に、カプサイシンとイソフラボン、そしてセファランチンという薬の大量投与で、IGF－1を増やす治療を行うと、3日後に発熱と発疹が改善し、その後、臨床症状はほぼなくなり、血液検査の結果も正常になりました。

一般には、自己免疫疾患の治療には、ステロイドが用いられ、その副作用が問題となっています。

しかし、ステロイドを用いなくても、IGF－1を増やす治療で、円形脱毛症以外の難治の自己免疫疾患にも効果が期待できそうです。

第４章

風邪薬による脱毛のメカニズムと実例

〝風邪薬〟で、なぜ毛が抜ける？

すでに述べたように、風邪薬（抗ウイルス薬は除く）には、風邪のウイルスそのものには効果はありません。これらの薬は、風邪にともなう発熱や痛みなどの症状のみをやわらげる解熱鎮痛剤、そして、鼻水、鼻づまり、また、くしゃみなどの症状のみを軽減する抗ヒスタミン剤などが、単独または、ともに配合されているもの（総合感冒薬）です。以下に、これらの〝風邪薬〟で脱毛するメカニズムを、実例とともにご紹介します。

解熱鎮痛剤

解熱鎮痛剤はプロスタグランジン産生を抑制し、ＩＧＦ－１を減らし、脱毛を引き起こす

風邪や花粉症などで知覚神経が刺激されると、痛みや発熱を引き起こすプロスタグランジンが増加しますが、この物質がＩＧＦ－１を増やします。

知覚神経の刺激で放出されたＣＧＲＰが、血管内皮細胞のシクロオキシゲナーゼ－１という酵素を活性化し、プロスタグランジンの産生を増やします。増えたプロスタグランジンは、さらに知覚神経を刺激するので、痛みが強くなりますが、同時にＩＧＦ－１も増やします（図７）。

風邪薬に含まれている解熱鎮痛剤（アセトアミノフェンを除く）は、プロスタグランジンの産生を抑制し、解熱鎮痛効果を発揮するのですが、同時にＩＧＦ－１も減少させて

図７　知覚神経刺激による育毛のメカニズムと風邪薬成分による、その阻害の機序

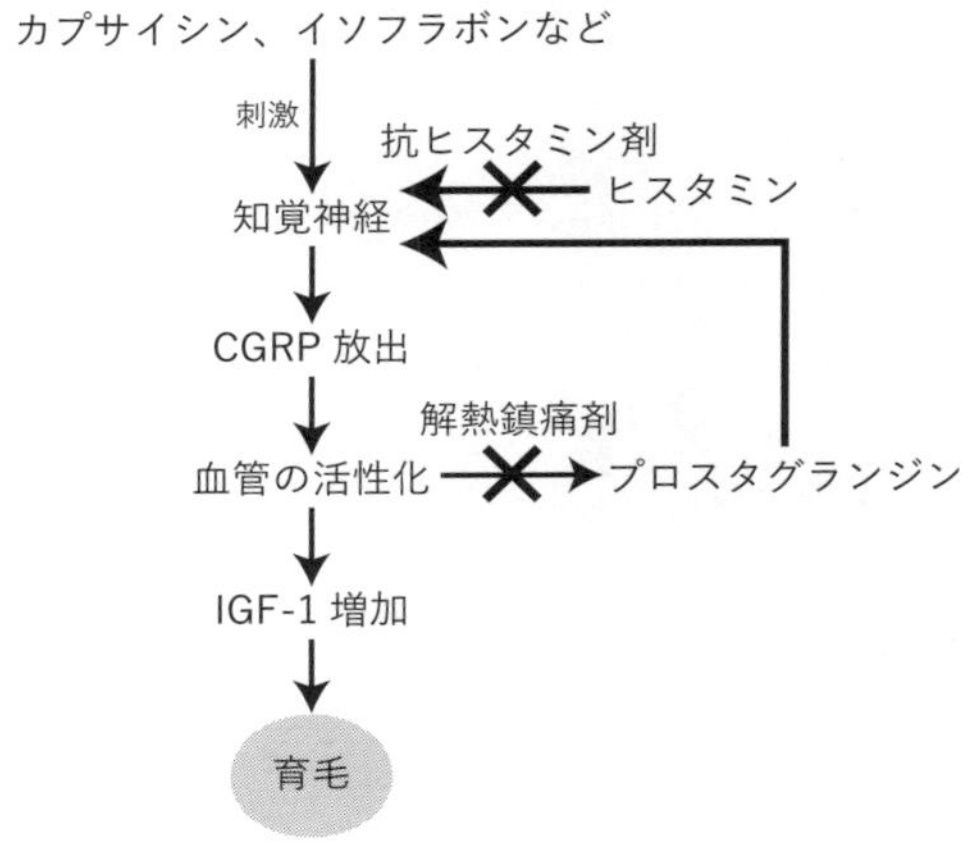

しまい、脱毛を引き起こします（図7）。

私は、マウスを用いた動物実験で、インドメタシンという解熱鎮痛剤の投与で、体中の組織のIGF－1濃度が低下すること、そして、この解熱鎮痛剤を投与したマウスでは、知覚神経を刺激してもIGF－1が増えないことを確認しました。

以下に、実際にいろいろな解熱鎮痛剤によって脱毛した例を示します。

■ロキソプロフェン（成分名）

ロキソプロフェンという成分を含む解熱鎮痛剤は、病院で処方されるものは、ロキソニン、そして、ロキソニンSという商品名で市販もされています。ロキソニンの後発医薬品は、いくつかの製薬会社から発売されています。

いずれの薬でも1錠中に含まれる有効成分ロキソプロフェンの量は同じです。この薬は、頭痛や筋肉痛などでの解熱鎮痛の目的で使用される場合も多く、最もポピュラーな痛み止めのひとつです。

以下に、ロキソプロフェンを含む薬剤（商品名）の使用による脱毛例を示します。

●ロキソニン（商品名）

写真6は60代男性の頭部です。男性型脱毛症の治療中に風邪症状があり、ロキソニンを1日3錠1週間服用し、その1ヵ月後に写真のように明らかに脱毛したことが確認されました。本人も、ロキソニン服用後抜け毛が増えたことを自覚していました。

60代の女性は、当クリニックの6ヵ月の治療で、重症の円形脱毛症がいったん治癒しました（68ページ・写真7）。

そして、治療を終了したあとに、むち打ち症の後遺症による頭痛があり、ロキソニン1錠を月に3～4回服用しました。その後、抜け毛が増え、

写真6　60代・男性（男性型脱毛症）

頭頂部

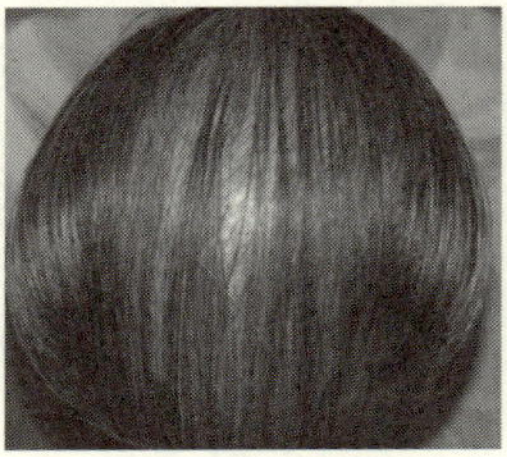

ロキソニン服用前

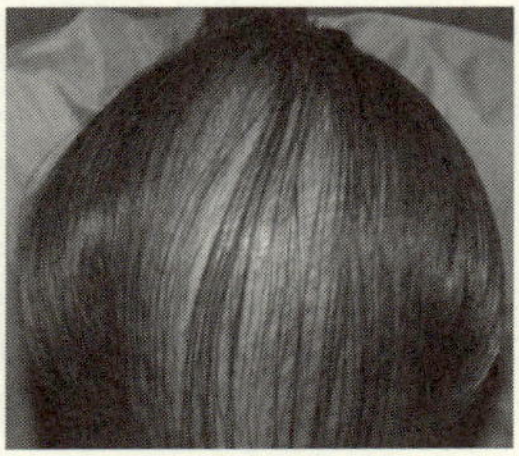

ロキソニン服用1ヵ月後

ロキソニン服用後1ヵ月で円形脱毛症が再発しました。

20代の女性は、幼稚園のときに円形脱毛症を初発しました。その後、小学校から中学校のときまでは、皮膚科の治療を受けましたが効果がなく、よくなったり悪くなったりを繰り返していました。しかし、高校生になったときに、環境の変化で悪化しました。その後大学生になり、就活を行う頃に生理痛がひどくなり、毎月ロキソニン1錠を2日間服用しはじめ、その3ヵ月後一気に円形脱毛症が増悪しました。

ロキソニンの服用で脱毛した例は、前述の症例以外にも多く確認されています。理由は、ロキソニンが、他の解熱鎮痛剤より

写真7　60代・女性（円形脱毛症）

後頭部

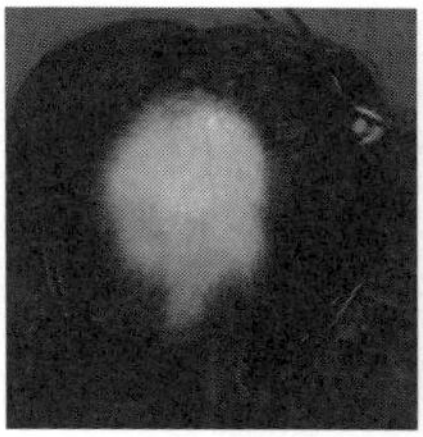

治療前
（後頭部の脱毛部分）

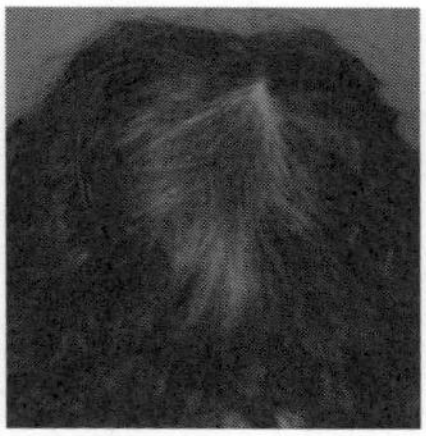

治療6ヵ月後

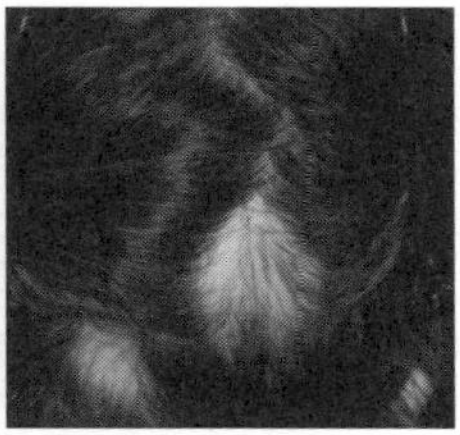

治癒後、
ロキソニン服用して
1ヵ月後

も頻繁に使用されるためでしょう。
ロキソニンを販売している製薬会社によると、発売後の市販後調査で、13例の脱毛の報告があることが判明しました。

●ロキソプロフェン「EMEC」(商品名)

30代の男性は、腹痛で救急外来を受診し、腹部CT検査のあとロキソプロフェン「EMEC」を処方され、就寝前に1錠7日間服用し、その1ヵ月後に多発型の円形脱毛症を発症しました(写真8)。父親に円形脱毛症の既往があり、円形脱毛症の素因があったため、ロキソプロフェンが円形脱毛症を引き起こしたと考えられます。

写真8　30代・男性(円形脱毛症)

頭頂部

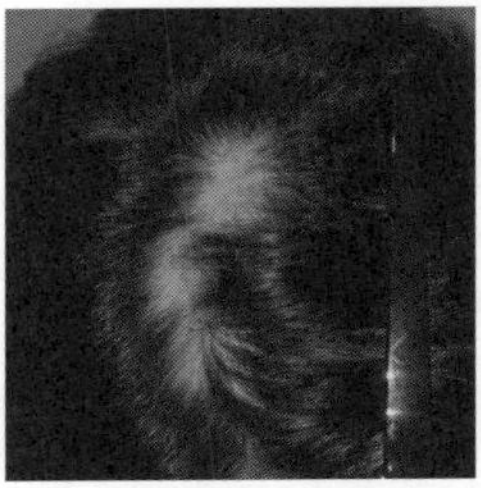

ロキソプロフェン「EMEC」1錠を
7日間服用して、円形脱毛症発症

40代の女性は、来院の3年前に円形脱毛症を発症しており、名古屋KクリニックのIGF－1を増やす治療を9ヵ月行い治癒しました（写真9）。

その後、家庭内のトラブルのため頭痛がひどくなり、ロキソプロフェン「EMEC」を1回1錠1ヵ月間、合計20錠近く服用し、その直後に円形脱毛症を再発しました。円形脱毛症の既往のある人は、アセトアミノフェン以外の解熱鎮痛剤を服用してはいけません。

製薬会社に問い合わせると、これまでに、ロキソプロフェン「EMEC」の服用による脱毛の報告はないということでした。

写真9　40代・女性（円形脱毛症）

頭頂部

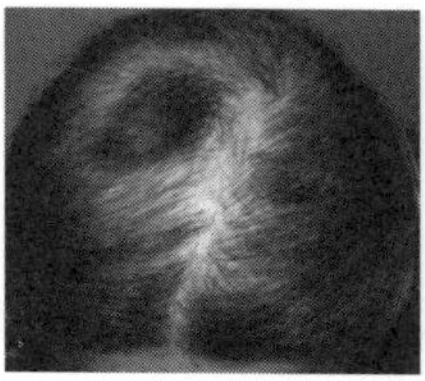

治療前

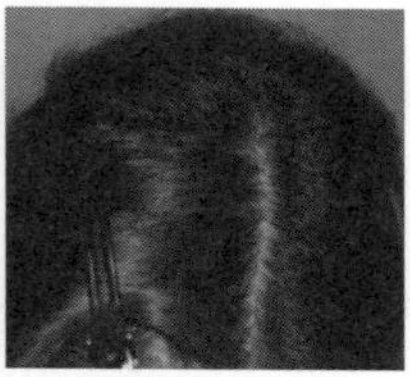

治療9ヵ月後
（治癒）

側頭部

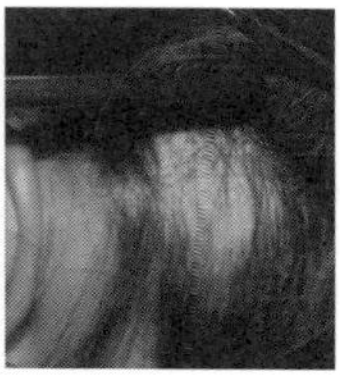

ロキソプロフェンを
1ヵ月間使用した直後に
円形脱毛症再発

●ロキソニンS（商品名）

ロキソニンSは、ドラッグストアで気軽に買える痛み止めのひとつです。

30代男性は名古屋Kクリニックに来院される4年前に、単発性の円形脱毛症を初発し、これは自然に治癒しました。しかし、持病の腰痛がありロキソニンSを毎月服用していました。仕事が忙しくなり腰痛もひどくなったので、ロキソニンSをいつもより多めに、1日に1～2錠を3～4日間服用しました。そして、その1ヵ月後に、多発型の円形脱毛症を発症しました。この男性は、円形脱毛症の既往があるので、多めに服用したロキソニンSにより円形脱毛症が再発したと考えられます。

ロキソニンSを発売している製薬会社に、この薬による脱毛の報告の有無を問い合わせてみると、1例の報告がありました。この報告では、ある女性が片頭痛の痛みをやわらげるために、ロキソニンSを1ヵ月に2、3回服用しはじめました。その6ヵ月後にコレステロールを下げる薬（名前は不明）の服用を開始して、脱毛がみられたそうです。

コレステロールは、神経細胞の働きに必要なものですから、ロキソニンSとの組み合わせで知覚神経機能が低下し、IGF－1が減少したのかもしれません。このように、痛み止めと他の薬の組み合わせでも、IGF－1が低下して脱毛が起こることもあります。

●ロキソニンテープ（商品名）

ロキソプロフェンは、内服のみならずロキソニンテープという商品名で、貼付剤（貼り薬）として処方されます。多くの人が筋肉痛などの痛みをやわらげるために、患部に貼付して用います。

ロキソニンテープに含まれるロキソプロフェンは、皮膚からも吸収され、脱毛を引き起こします。

2017年7月の医薬品安全対策情報に、ロキソプロフェンの外用によりショックが起こることがあるという注意喚起が記載されました。この事実も、ロキソプロフェンが皮膚からも吸収されることを示しています。

写真10　70代・男性（男性型脱毛症）

頭頂部

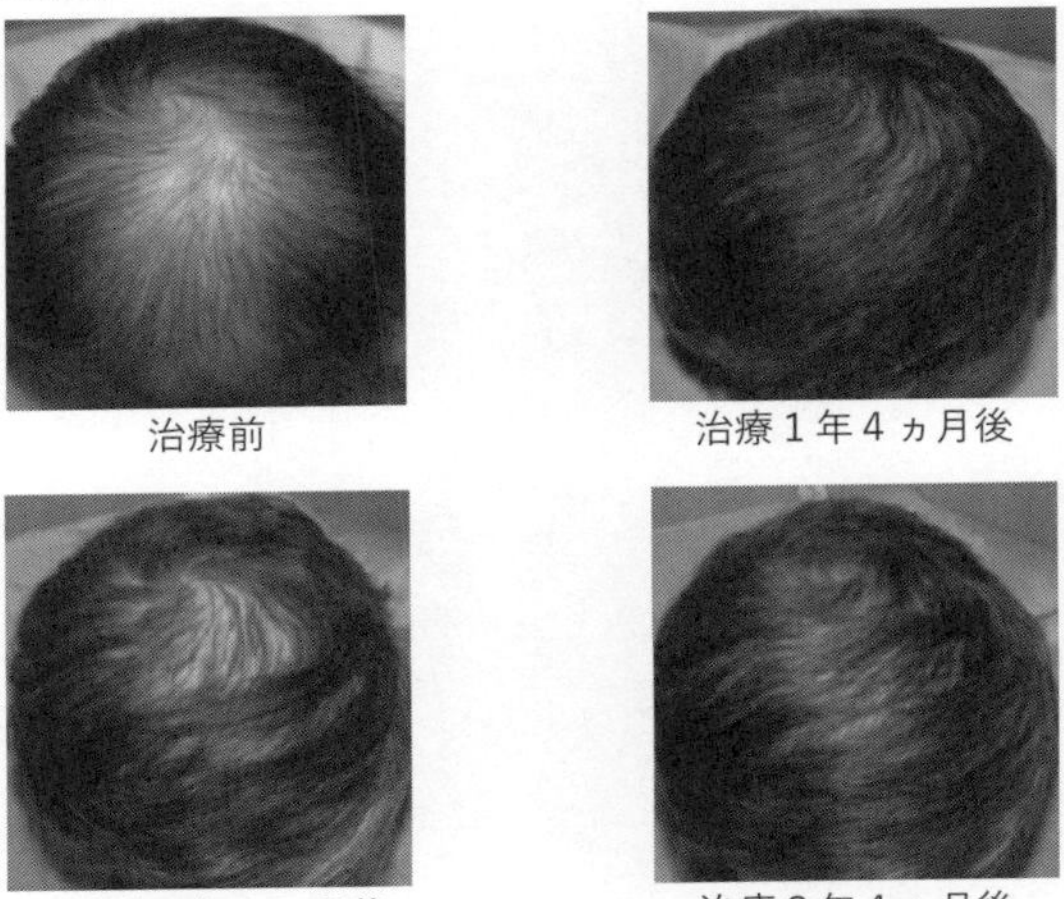

治療前

治療1年4ヵ月後

治療2年3ヵ月後
（ロキソニンテープを1日1回、
1ヵ月間使用後）

治療2年4ヵ月後
（ロキソニンテープ使用中止
1ヵ月後）

写真10は、男性型脱毛症を治療していた70代男性の頭部です。

治療後、順調に頭頂部の薄毛は改善していきましたが、腰痛のため処方されていたロキソニンテープを毎日1回腰部に貼りました。その約1ヵ月後に来院され、頭部写真で頭頂部の薄毛の悪化が確認されました。ロキソニンテープの使用を中止して1ヵ月後には、悪化した薄毛はやや改善しています。

これは、脱毛症の治療を

行っていたので、ロキソニンテープによる影響が脱毛にまでは至らず、毛が細くなるだけで済み、治療により再び毛が太くなったためと考えられます。もし、脱毛症の治療を受けていなかった、または、ロキソニンテープの使用をさらに継続していたら、脱毛にまで至ったかもしれません。

30代の男性は、母親に円形脱毛症の既往があり、腰痛でロキソニンテープ2枚を3日間腰部に貼り、その後円形脱毛症を発症しました。円形脱毛症の患者の場合、その2割程度に円形脱毛症の家族歴があります。このように、本人に円形脱毛症の既往がなくても、両親などに既往がある場合は、その素因が遺伝すると考えられ、風邪薬により円形脱毛症が起こりやすくなります。

全身の毛が抜けてしまう汎発性脱毛の20代の女性は、寝違えて首の筋を痛め、それに対して処方されたロキソニンテープを4日間貼付し、治療により生えていた産毛が1ヵ月後に抜けはじめ、2ヵ月後には全部抜けてしまいました。この事実も、脱毛症がある場合は、ロキソプロフェンの影響が非常に出やすいことを示唆しています。

このように、ドラッグストアでも売られ、また、医療機関でも頻繁に解熱鎮痛剤として処方されるロキソプロフェンの内服や皮膚への貼付で、脱毛症のある人では悪化し、また、円形脱毛症の素因のある人では円形脱毛症が発症（再発）します。

自分に円形脱毛症の素因があるかどうかはわからないことも多く、円形脱毛症を起こしたことがなくても、誰にでも円形脱毛症が起こる可能性は十分あります。

■ジクロフェナク（成分名）

ジクロフェナクという成分を含む解熱鎮痛剤は、その強力な解熱効果や鎮痛効果が特徴です。この成分を含む薬は、ボルタレンという商品名のものが有名ですが、後発医薬品としても処方されます。

また、腰痛や筋肉痛などに対しては坐薬やゲル、または軟膏などの塗り薬としても使用されます。

解熱鎮痛効果が大きく、プロスタグランジンの産生抑制も強力であると考えられ、小児や高齢者に使用すると低体温やショックを起こすこともあります。

以下に、ジクロフェナクを含む薬剤による脱毛例を示します。

●ボルタレン（坐薬・テープ・ゲル）（商品名）

ボルタレンでも、ロキソニンと同じく、腸閉塞という重篤な副作用が起こることが報告されました。

ボルタレンは、経口投与すると副作用としての胃粘膜傷害を起こしやすいので、坐薬や湿布として使用されることが多い薬です。

しかし、ジクロフェナクは直腸粘膜や皮膚からも吸収されますので、坐薬や外用剤として使用した場合、胃粘膜傷害のリスクは減っても、全身への影響は内服した場合と同じです。

写真11は、円形脱毛症を治療した50代女性の頭部です。円形脱毛症を発症し地元の国立大学医学部附属病院で、ステロイド剤の点滴をすすめられましたが拒否して、名古屋Kクリニックへ来院されました。ＩＧＦ－１を増やす治療で、治療７ヵ月後には改善しました。

その後、風邪症状と関節痛があり、他の医療機関で処方されたボルタレン坐薬を２

写真 11　50 代・女性（円形脱毛症）

頭頂部

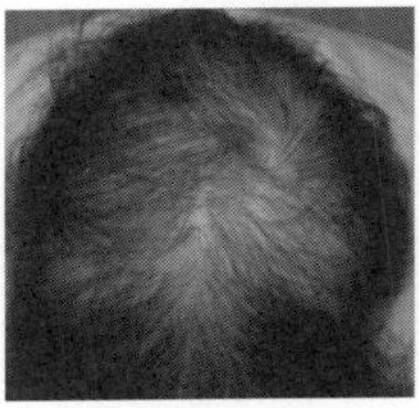

治療開始時

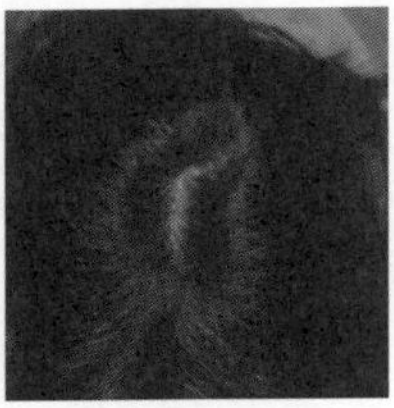

治療 7 ヵ月後

後頭部

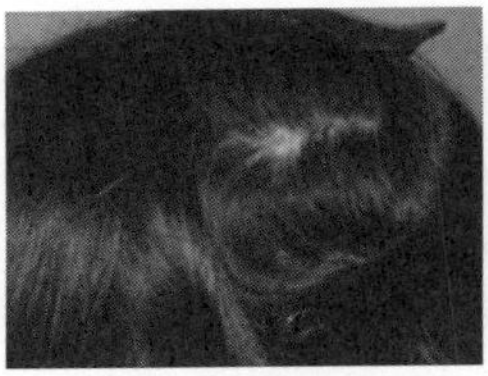

ボルタレン坐薬使用から
1 ヵ月半後

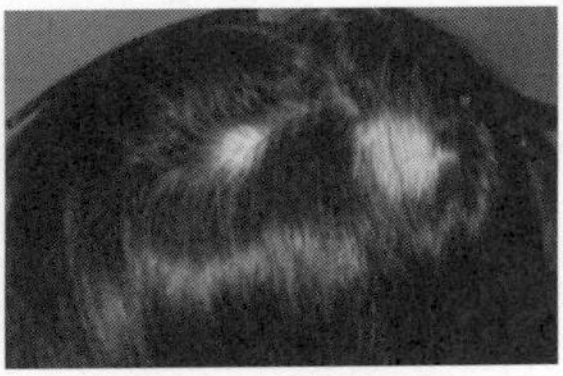

ボルタレン坐薬使用から
2 ヵ月半後

回使用したところ、使用から約1ヵ月半後に左側頭部に円形脱毛症が再発しました。

　その後、IGF－1を増やす治療にもかかわらず、再発から1ヵ月後には前方にも新たな円形脱毛症が発現しました。

　円形脱毛症再発から7ヵ月間は、治療を強力にしているにもかかわらず、円形脱毛症は悪化してゆき、再発から8ヵ月目でやっと治癒に向かい始めました。

写真12は、円形脱毛症治療を受けた40代男性の頭部です。

この男性は、来院する2年前に単発性の円形脱毛症を発症し、皮膚科で塗り薬をもらって改善したそうです。単発性の円形脱毛症は自然治癒することも多く、この場合もおそらく自然治癒と考えられます。

その後、円形脱毛症が再発し、名古屋Kクリニックを受診しました。治療6ヵ月で右側頭部後部の円形脱毛症は、ほぼ治癒しました。

しかし、左肩の筋肉痛でボルタレンの貼り薬であるボルタレンテープを2回貼付し、さらに、解熱鎮痛剤であるバファリンA（アスピリンが成分）を2回服用しまし

写真12　40代・男性（円形脱毛症）

側頭部

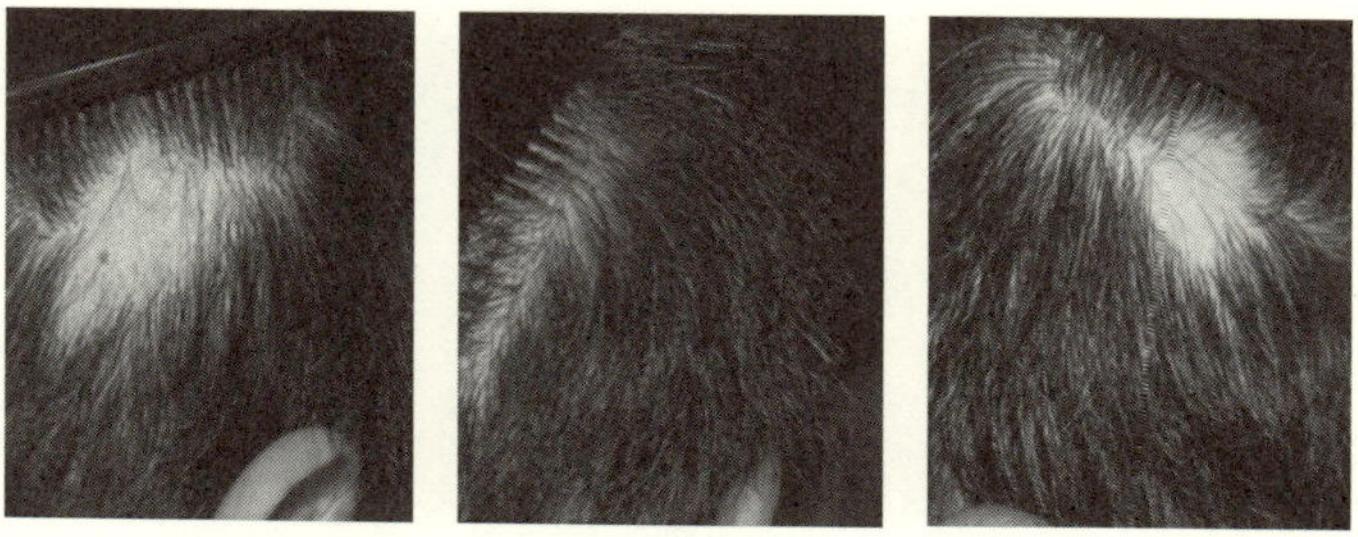

治療前　　治療6ヵ月後　　ボルタレンテープ使用から2ヵ月後

た。その2ヵ月後に、今度は左側頭部の後部に円形脱毛症が再発しました。

その後6ヵ月間は治療により再発した脱毛部分は改善したものの、新たな再発も起こっています。

この男性の場合、ボルタレンを使用していないときに起こった円形脱毛症は、6ヵ月の治療で改善しましたが、ボルタレンとバファリン使用によって再発した円形脱毛症は、その後の治療に抵抗しました。

ロキソニンテープ使用の場合と同じく、ボルタレンの貼り薬でも皮膚から成分が吸収され、頭部を含む全身のIGF－1を低下させ、脱毛を引き起こすと考えられます。

ボルタレンなどの解熱鎮痛剤で円形脱毛症が再発すると、薬の使用を止めても脱毛症は増悪していき、また、IGF－1を増やす治療に反応しにくくなります。おそらく、IGF－1低下により、毛根を傷つける活性化T細胞の作用の増強が、薬の中止後も長く続き、それが治療により抑制されるまでに長い時間がかかるからでしょう。

ボルタレンの錠剤と坐薬の添付文書には、脱毛の副作用の記載がありますが、ボルタレンのゲルとテープの添付文書にはそのような記載はありません。

ボルタレンを販売している製薬会社に、この薬剤による脱毛の報告の有無を問い合わせたところ、多数の報告があるという回答でした。

ボルタレンの錠剤では19例（脱毛18例、円形脱毛症発症1例）、ボルタレン坐薬では16例（脱毛15例、円形脱毛症発症1例）、ボルタレン徐放錠では9例（眉毛の脱毛の1例を含む脱毛8例、円形脱毛症発症1例）、ボルタレンゲルでは、2例（男性型脱毛症1例、体毛の脱毛1例）、そしてボルタレンテープでは、脱毛1例の報告があるということでした。

やはり、解熱鎮痛効果の強さ、すなわちプロスタグランジンの生成抑制効果の強さと、脱毛の副作用の頻度は比例しているようです。

■イブプロフェン（成分名）

イブプロフェンを成分として含む薬剤は、テレビCMでも有名なイブA（商品名）などがあります。

以下に、この成分を含む薬剤による脱毛の実例を示します。

●ブルフェン（商品名）

ブルフェンは医療機関で処方される解熱鎮痛剤です。

40代の女性は円形脱毛症の中でも最重症で、頭髪以外に、眉毛、睫毛、鼻毛などの全身の毛が抜けてしまう汎発性脱毛を発症し、IGF－1を増やす治療を受けていました。

汎発性脱毛は、現在の皮膚科治療では効果がまったくみられない、不治の病と言ってよいでしょう。しかし、IGF－1を増やす治療を行い、やっと産毛が生えてきました（写真13）。

しかし、風邪をひき、近くの医療機関でブルフェンを処方され、1日4錠2週間服用し、その20日後にせっかく生えた産毛が、ほぼ全部抜けてしまいました。

この女性は、イブプロフェンに加えて、クロルフェニラミンやプロメタジンという

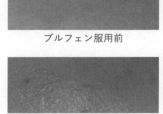

写真13　40代・女性（汎発性脱毛）

頭頂部

ブルフェン服用前

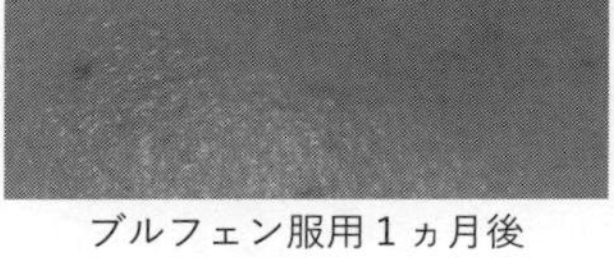

ブルフェン服用1ヵ月後

抗ヒスタミン剤が配合された、咳止めとして使用されるフスコデ配合錠とピーエイ配合錠も服用しており、これらの薬も脱毛に影響していると考えられます。

ブルフェンの添付文書には、脱毛の副作用の記載はありませんが、この薬を販売している製薬会社に問い合わせると、これまでに、ブルフェンにより女性の脱毛の1例の報告があるということでした。しかし、注意深くこの薬剤と脱毛の関連を調べると、今後さらに報告例は増えるでしょう。

●イブA（商品名）

この市販の解熱鎮痛剤も頻繁に使用され、特に、生理痛での鎮痛効果がテレビのCMで流れているので、女性がドラッグストアで購入して使用することが多いようです。

20代の女性は、名古屋Kクリニックで、円形脱毛症の治療を受け、治療4ヵ月で明らかに産毛が増えてきました（写真14）。

ところが、風邪をひいてクレマスチンという脱毛を起こす抗ヒスタミン剤が配合された新ルルA（商品名）という風邪薬を3日間服用して、脱毛しました。さらに、その後生理痛がひどく、イブAを7日間服用して、治療により生えた産毛は全部抜けてしまいました。

イブAは、女性が好みそうな優しそうな名前ですが、脱毛を引き起こす解熱鎮痛成分であるイブプロフェンを含んでいます。円形脱毛症に限らず、薄毛の女性はイブプロフェンの入った痛み止めを服用すると悪化します。

イブAを発売している製薬会社に問い合わせたとこ

写真14　20代・女性（円形脱毛症）

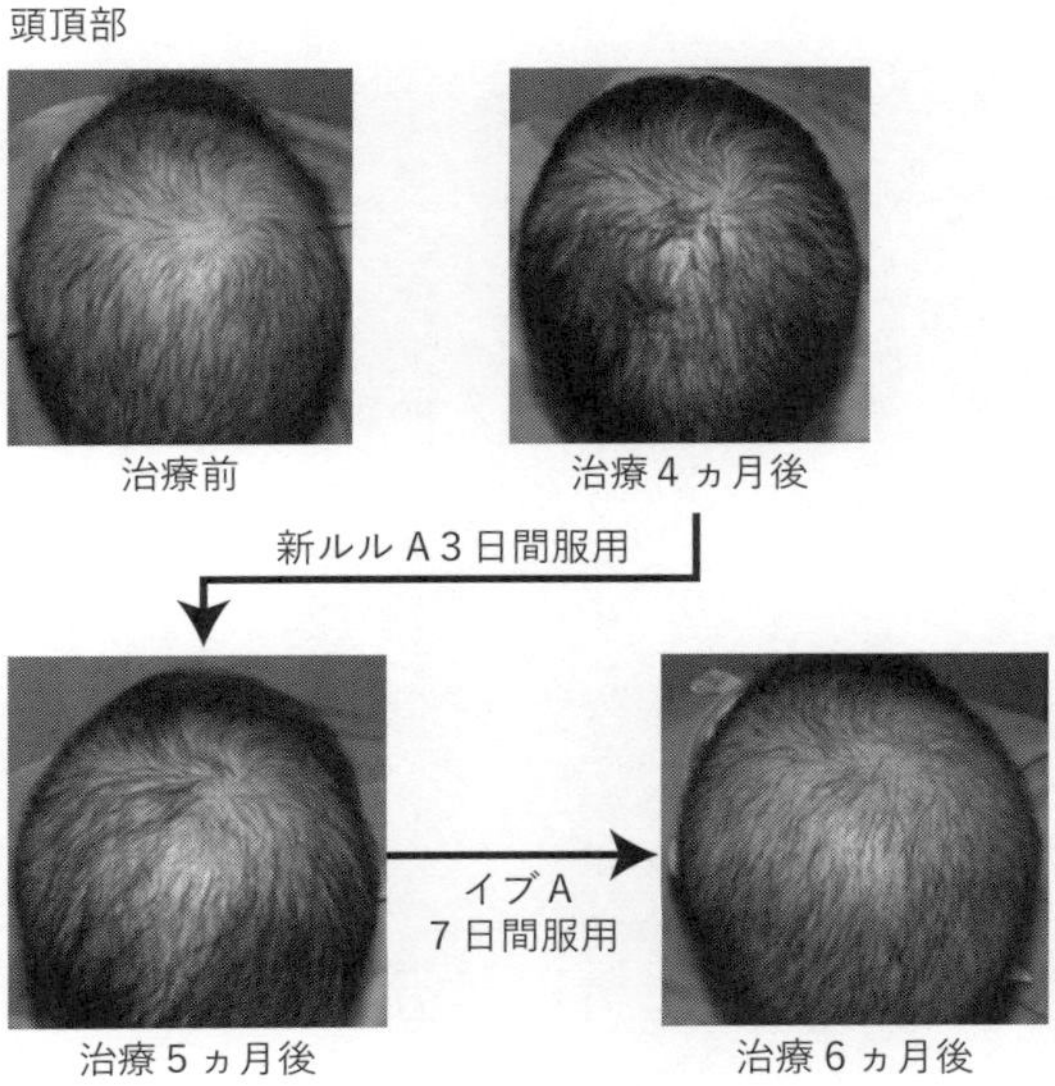

ろ、イブAによる脱毛の報告は6件あり、そのうち5件はやはり女性での脱毛で、残りの1件は円形脱毛症の発症でした。

■アセチルサリチル酸（成分名）

アセチルサリチル酸を含む解熱鎮痛剤の代表的な商品は、アスピリンです。アスピリンは、古くからある解熱鎮痛剤で、頭痛のときに気軽に服用する痛み止めの代名詞的商品です。

アスピリンは、特に血栓の元になる血小板のプロスタグランジンの産生を長時間にわたり抑えることで、血小板の働きを抑えます。この作用により、心筋梗塞や脳梗塞を起こした人の血栓症再発の予防にも使用されます。

また、アスピリンは熱のある子どもに投与すると脳障害を起こしやすいことがわかり、18歳未満には解熱剤として使用すべきではないと考えられています。

この物質も、IGF－1を低下させて脱毛を引き起こします。以下にアセチルサリチル酸を含んだ薬剤で脱毛した症例を示します。

●バファリン配合錠A81
（商品名）

30代の女性は、円形脱毛症の治療のために名古屋Kクリニックを受診しました。IGF－1を増やす治療の1ヵ月後には、産毛が増えてきました（写真15）。

ところが、風邪をひき脱毛を引き起こす新ルルAという風邪薬とロキソニンを服用して、その1ヵ月後に脱毛が認められました。

写真15　30代・女性（円形脱毛症）

後頭部

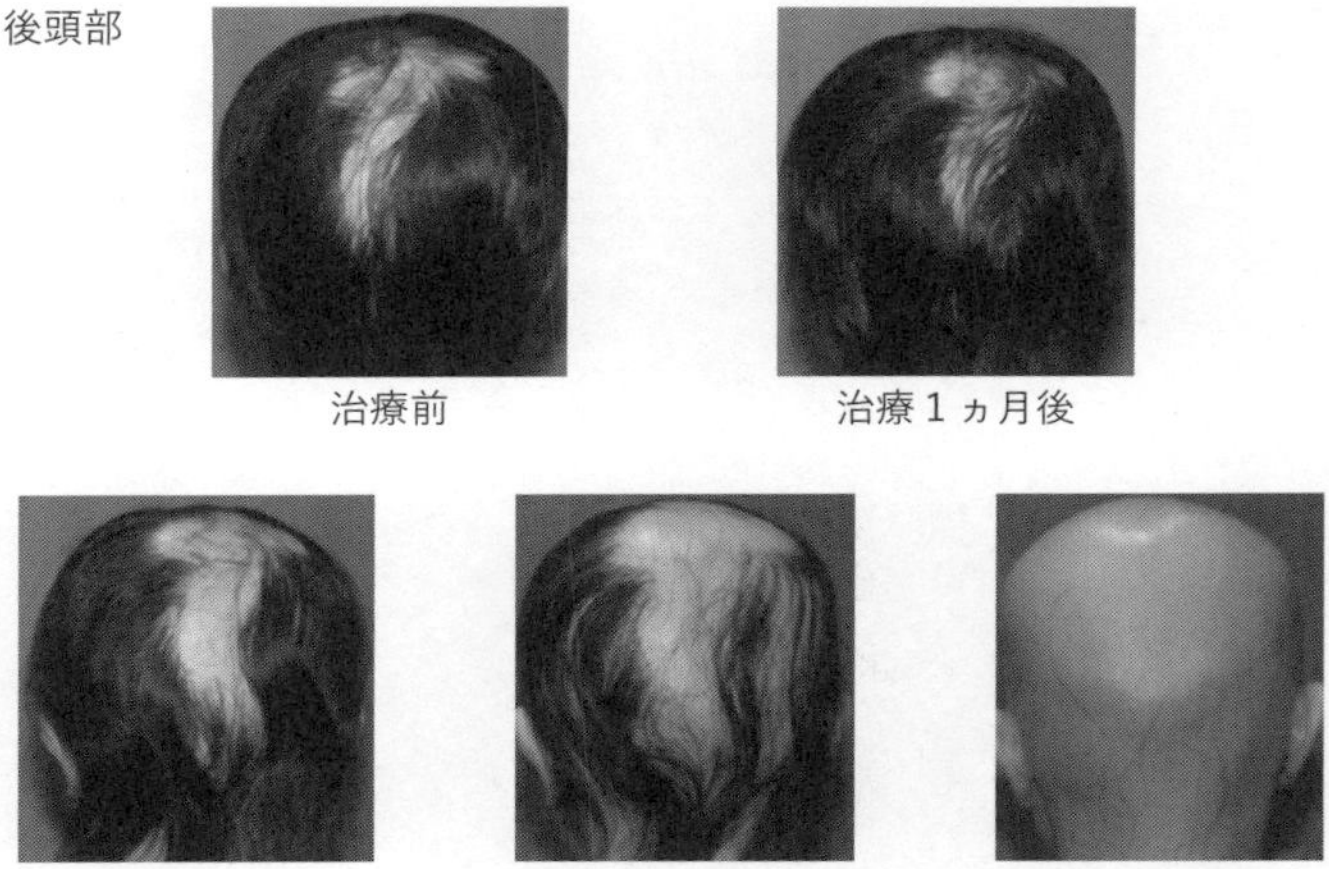

治療前

治療1ヵ月後

治療2ヵ月後（ロキソニン、新ルルA服用1ヵ月後）

治療3ヵ月後（バファリンA81服用2週間後）

治療5ヵ月後（バファリンA81服用2ヵ月半後）

さらに、不妊治療の目的で処方されたアスピリンを81㎎含むこの薬を服用して、2週間後にさらに脱毛し、その2ヵ月後にはすべての頭髪が抜け落ち、全頭脱毛にまで至ってしまいました。

●バファリンA（商品名）

30代の女性は、ある年の4月に自己免疫疾患であるI型糖尿病を発症しました。そして、その年の5月に歯痛のために、市販のバファリンAを2回服用し、その約1ヵ月後に円形脱毛症を発症しました。

このように、円形脱毛症の既往がなくても、他の自己免疫疾患の既往があると、風邪薬で円形脱毛症を発症しやすくなります。後述しますが、他にも、橋本病という慢性甲状腺炎や混合性結合組織病などの自己免疫疾患を有する症例で、薬剤による円形脱毛症が発症しています。

バファリンAを販売している製薬会社に問い合わせたところ、この薬の服用でこれまでに5例の脱毛の報告があるそうです。

バファリンAは、心筋梗塞や脳梗塞を起こした人の再発予防にも使用されます。重症の円形脱毛症を発症した場合は、生活の質をひどく下げてしまい、それが治らない場合は、一生苦しまなければなりません。薄毛の人や円形脱毛症の素因がある人では、他の抗血小板剤などの使用を考慮するなど、バファリンAの使用にはリスクと利益のバランスを考慮した注意が必要です。

●ケトプロフェン（成分名）を含むモーラステープ（商品名）

モーラステープは、痛み止めの湿布として頻繁に処方されます。

60代の男性は、長く男性型脱毛症の治療を受けていました。解熱鎮痛剤の内服で、脱毛が引き起こされることは知っていたのですが、患部に貼る外用薬でも脱毛が起こることは知りませんでした。

筋肉痛のある部位に2週間モーラステープを貼り続け、脱毛が確認されましたが（88ページ・写真16）、同時に拡張期の血圧が１００以上に上昇したことも確認されました。ＩＧＦ－１には、育毛効果以外にも血圧を正常化する作用があり、モーラステープに含まれるケトプロフェンが皮膚から吸収され、IGF－1を減少させ脱毛と血圧上昇を引き起こしたと考えられます。

モーラステープを販売している製薬会社に問い合わせると、これまでにモーラステープの使用による3例の脱毛の報告と5例の血圧上昇の報告がありました。

抗ヒスタミン剤

抗ヒスタミン剤は、ヒスタミンによる知覚神経刺激を抑制し、脱毛を引き起こす

抗ヒスタミン剤は、風邪の場合、鼻水、鼻づまり、くしゃみなどを、また花粉症やじんまし

写真16　60代・男性（男性型脱毛症）

頭頂部

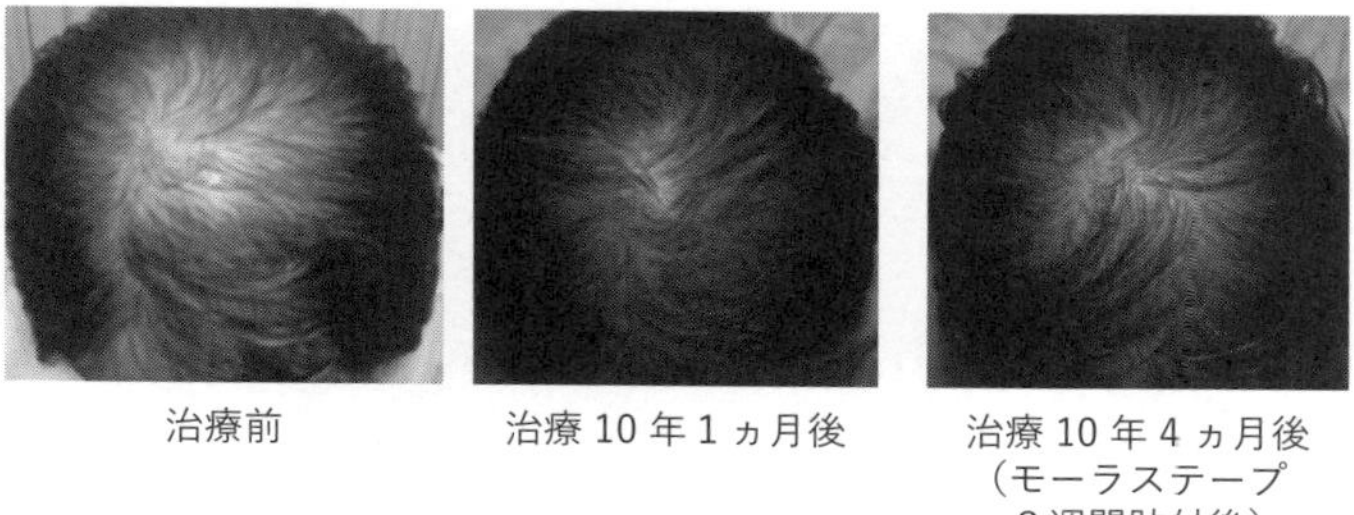

治療前　　治療10年1ヵ月後　　治療10年4ヵ月後（モーラステープ2週間貼付後）

んの場合には、これらの症状に加えて、かゆみなどをやわらげるために使用されます。

知覚神経を刺激すれば、頭皮をはじめ全身のＩＧＦ－１が増加し、育毛やさまざまな健康効果が認められます。アレルギーや感染症などが起こると、肥満細胞からヒスタミンが放出され、これが知覚神経を刺激するので、かゆみが起こります。しかし、同時にヒスタミンによる知覚神経刺激で、ＩＧＦ－１も増えているのです。抗ヒスタミン剤はヒスタミンによる知覚神経刺激を抑制するので、ＩＧＦ－１を減少させ脱毛を引き起こすと考えられます（65ページ・図７）。

抗ヒスタミン剤は副交感神経の作用の抑制によってもＩＧＦ－１を減らす

知覚神経が刺激されると、その刺激情報は神経系のネットワークを介して、脳を経由し全身に伝達されます。結果として、頭皮をはじめ多くの組織のＩＧＦ－１が増えます。このとき、脳からいろいろな組織への刺激情報は、副交感神経のネットワークを介して、伝達されます（39ページ・図３）。

前述のように、抗ヒスタミン剤は副交感神経の作用も抑制するので、これによっても体内のＩＧＦ－１の増加を抑制し、脱毛を引き起こすと考えられます。以下に、実際に、抗ヒスタミン剤で脱毛した実例を紹介します。

■ベポタスチン（成分名）

この成分を含む抗ヒスタミン剤では、タリオンという薬がよく用いられます。

タリオンによる脱毛の実例を以下に示します。

●タリオン（商品名）

タリオンは、花粉症による目のかゆみ、鼻水、鼻づまり、くしゃみなどに対して、医療機関で頻繁に処方される薬です。

男性型脱毛症の40代男性は、ＩＧＦ－１を増やす治療により、治療開始後８ヵ月で改善がみられました（写真17）。

しかし、その後、花粉症の症状がありタリオンを１日２錠１ヵ月間服用したところ、治療により改善していた頭頂部の薄毛が悪化しました。タリオンの服用を中止して薄毛は徐々に改善していき、脱毛して8ヵ月後にタリオン服用前の状態に戻りました。

92ページの写真18は、女性型脱毛症を治療中の60代の女性の頭部です。治療により頭頂部の脱毛症は改善しました。しかし、鼻水などの風邪症状があり、近くの医療機関で抗生剤とタリオンを処方され、タリオンを1日2錠1週間服用し、10日後に脱毛が確認されました。

本人も、タリオン服用後、抜け毛が増えて髪の毛の腰が

写真17　40代・男性（男性型脱毛症）

頭頂部

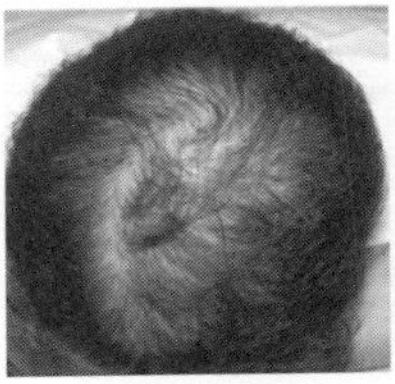

治療前

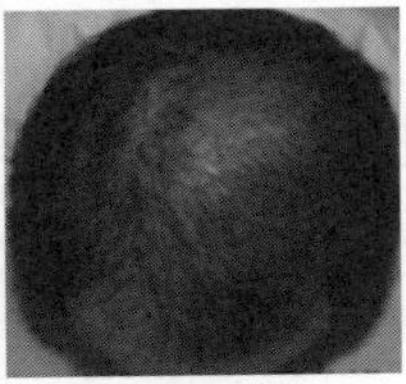

治療8ヵ月後

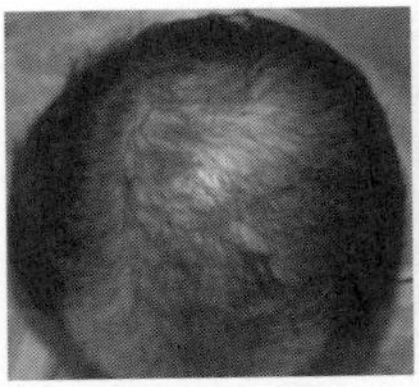

治療9ヵ月後
（タリオン1日2錠
服用1ヵ月後）

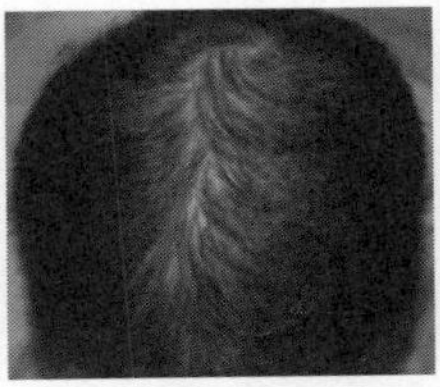

治療16ヵ月後
（タリオン服用
7ヵ月後）

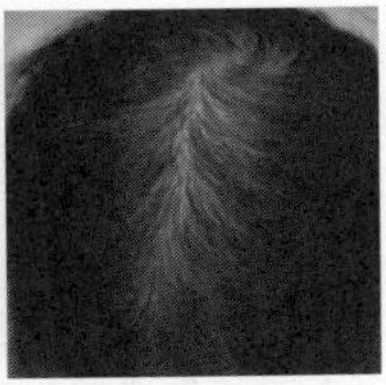

治療17ヵ月後
（タリオン服用
8ヵ月後）

悪くなり、髪の毛が減った感じがしたと話していました。その後の治療により、脱毛症の悪化も止まり改善しました。前述のように、女性型脱毛症は既存の皮膚科治療では治療薬がありません。風邪薬で、女性が薄毛になった場合、ＩＧＦ－１を増やす治療を受けないと長く薄毛の状態が続くでしょう。

タリオンを発売している製薬会社によると、２０００年10月から２０１７年２月17日までに、タリオン投与によると思われる13例の脱毛の報告があるそうです。しかし、タリオンは頻繁に使用されているので、この薬と脱毛の関連に注意が払われると、脱毛の報告数はもっと増えるでしょう。

写真 18　60 代・女性（女性型脱毛症）

頭頂部

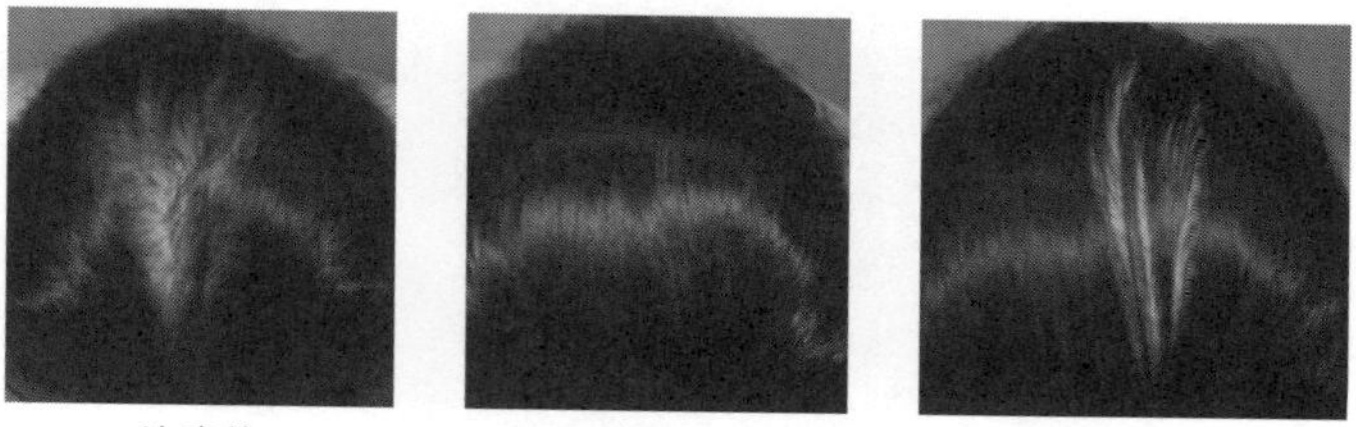

治療前　　治療３年２ヵ月後（タリオン服用前）　　治療３年３ヵ月後（タリオン服用 10 日後）

■クロルフェニラミン（成分名）

市販のかゆみ止めなど、非常に多くの市販薬がこの成分を含んでいますので、多くの人たちが、この抗ヒスタミン成分を体内に取り込んだことがあるでしょう。

●小粒タウロミン（商品名）

写真19は、全頭脱毛を治療して治癒した10代男性の頭部です。

この男性は円形脱毛症発症後、地元の皮膚科で治療するも効果なく、東京

写真19　10代・男性（全頭脱毛症）

後頭部

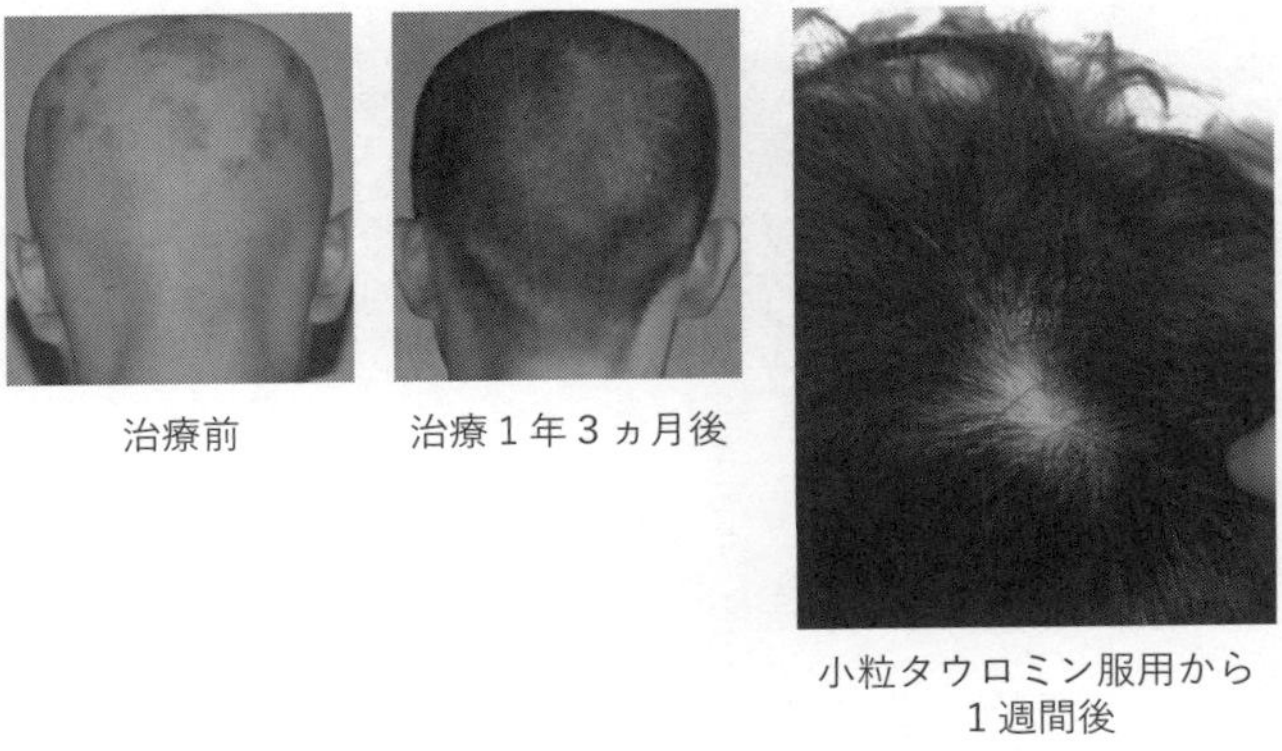

治療前　治療１年３ヵ月後

小粒タウロミン服用から
１週間後

の育毛サロンに10ヵ月通いましたが、やはり効果はなく、全頭脱毛となり名古屋Ｋクリニックを受診しました。

ＩＧＦ－１を増やす治療で、治療開始1年3ヵ月後に完治しました。その後、腕に湿疹ができてかゆみがあったので、小粒タウロミンを1週間服用しました。この薬には、漢方薬の成分に加えてクロルフェニラミンが入っています。服用して1週間後に、つむじ周辺に円形脱毛症が再発しました。

この男性は、小粒タウロミンを飲む前に、総合感冒薬である新ルルＡ（クレマスチンという抗ヒスタミン剤が配合されている）も服用していますので、その影響もあったと思われます。その後、名古屋Ｋクリニックで治療を再開し、円形脱毛症は治癒しました。

いろいろな成分が配合されている、いわゆる総合感冒薬は、服用前にアセトアミノフェン以外の解熱鎮痛剤や抗ヒスタミン剤が配合されていないかどうか、確かめる必要があります。

●プレコール（商品名）（総合感冒薬）／パブロン点鼻薬（商品名）

鼻づまりや鼻水などの鼻炎の症状をやわらげる内服薬や点鼻薬は、ドラッグストアで手軽に購入できます。

30代の男性は男性型脱毛症の治療を行い、順調に効果がみられていました。

ところが、鼻炎症状があり、クロルフェニラミンが配合されたプレコールという総合感冒剤とパブロン点鼻薬を、ドラッグストアで購入し5日間使用しました。その2週間後に額の生え際で、脱毛が認められました（写真20）。

抗ヒスタミン剤は点鼻により鼻の粘膜から体内

写真 20　30 代・男性（男性型脱毛症）

前頭部

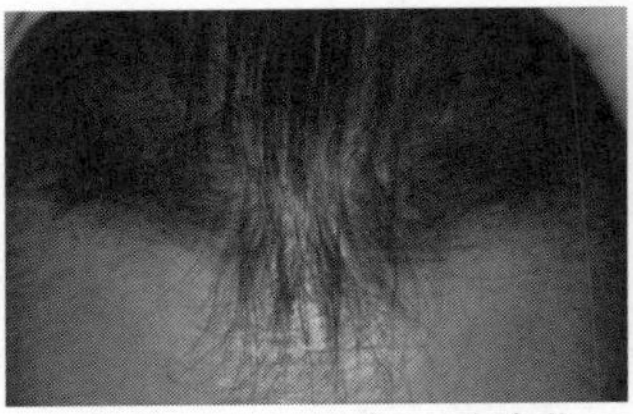

プレコール、パブロン点鼻薬
使用前

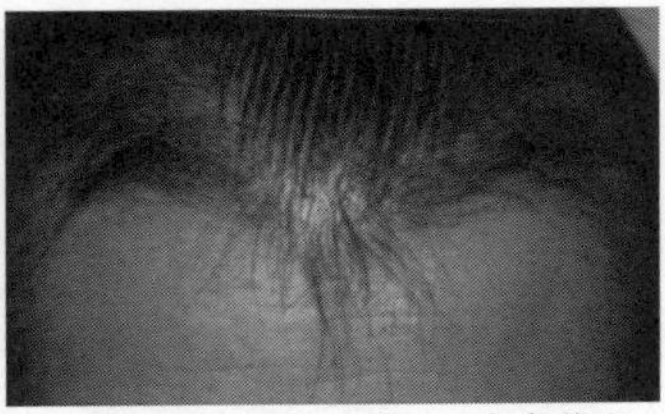

プレコール、パブロン点鼻薬を
使用して 2 週間後

に吸収され、全身のＩＧＦ－１を減少させ、脱毛を引き起こすと考えられます。

●フスコデ配合錠（商品名）

汎発性脱毛の40代女性は、ブルフェンとともに、プロメタジンという抗ヒスタミン剤が配合されたピーエイ配合錠とクロルフェニラミンが配合されたフスコデ配合錠を服用し、治療により生えた産毛が抜けました（81ページ・写真13）。

このように配合錠には、複数の解熱鎮痛剤や抗ヒスタミン剤が配合されています。脱毛するのが嫌な人は、購入する際に配合錠に含まれる成分を確認して、脱毛する成分（２３８ページ・付録１参照）が入っていないことを確認する必要があります。

40代の男性は、10年前から薄毛が気になっており、市販の育毛剤を使用していましたが改善せず、名古屋Ｋクリニックに来院しました。母方の祖父が薄毛で、男性型脱毛症の素因を持っているため発症したと考えられます。

ＩＧＦ－１を増やす治療２ヵ月後には、明らかに薄毛は改善しました（写真21）。

ところが、風邪症状があり、抗生剤ピーエイ配合錠、およびフスコデ配合錠を医療機関で処方され、1週間服用し、その2週間後に脱毛が確認されました。
これらの薬の中の、ピーエイ配合錠には別の抗ヒスタミン剤であるプロメタジンが配合されており、2種類の抗ヒスタミン剤による毛根へのダブルパンチで脱毛したと考えられます。

●ジキニン顆粒（商品名）

40代の汎発性脱毛の女性は風邪症状があり、ジキニン顆粒という市販の風邪薬を1日2包3日間服用し、その5日後に治療で生えていた産毛が抜けてしまいました。

写真21　40代・男性（男性型脱毛症）

頭頂部

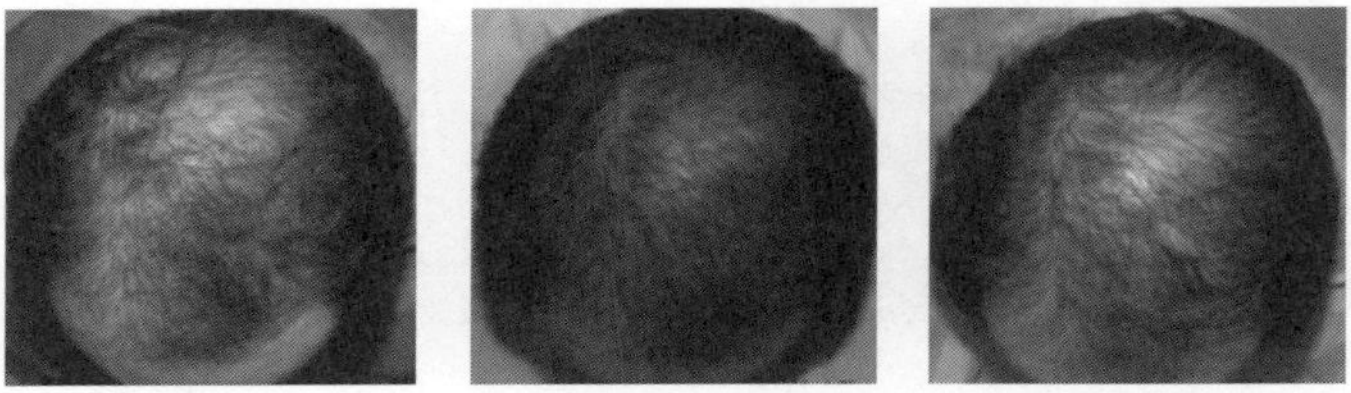

治療前　治療2ヵ月後　治療3ヵ月後（ピーエイ配合錠とフスコデ配合錠服用2週間後）

●セレスターナ（商品名、セレスタミンの後発医薬品）

30代の女性は鼻炎の症状があり、近所の耳鼻科で処方されたこの薬を毎日1錠7日間、そして、抗ヒスタミン剤であるデスロラタジン（成分名）が配合されたデザレックス（商品名）という抗ヒスタミン剤を1日1錠2日間服用し、その約1ヵ月後に円形脱毛症を発症しました。

この女性は、中学3年生のときに円形脱毛症を発症したことがありました。このように、円形脱毛症の既往がある人が、抗ヒスタミン剤を服用すると再発します。

●ベンザブロックLプラス（商品名）

この薬には、クロルフェニラミンに加えて、解熱鎮痛剤のイブプロフェンが配合された総合感冒薬のひとつです。

10代の男性は、円形脱毛症発症後、名古屋KクリニックでIGF－1を増やす治療を受けて治癒しました。

あるとき、のどが痛くて市販のベンザブロックLプラスを1錠服用して、その3日後に、円形脱毛症が再発しました。この薬に含まれている、クロルフェニラミンとイブプロフェンの、ダブルパンチで、服用後短期間でＩＧＦ－1が低下し、円形脱毛症が再発したものと思われます。

●ベンザブロックｉｐプラス（商品名）

この風邪薬も総合感冒薬のひとつで、解熱鎮痛剤としてイブプロフェンに加えて、抗ヒスタミン剤としてクロルフェニラミンが含まれています。

20代の女性は、大きなストレスの後に円形脱毛症を発症しました。そして、風邪気味でベンザブロックｉｐプラスを1日目の夜に3錠、その翌朝に3錠を服用し、その日のうちに抜け毛が増え円形脱毛症が増悪しました。

総合感冒薬の中には、アセトアミノフェン以外の解熱鎮痛剤と抗ヒスタミン剤の両方が配合されているものがあり、そのため、それぞれの成分のダブルパンチでＩＧＦ

ー1が低下し、脱毛を引き起こします。

　ＩＧＦ－1には血流増加作用があり、頭皮の血流も増やします。名古屋Ｋクリニックで脱毛症の治療に使用している、シベリアカラマツから抽出されたタキシフォリンという物質も、ＩＧＦ－1を増やすと考えられます。

　この物質は、頭皮を含め、全身の組織の血流を増加させます。詳細は、拙著『ＩＧＦー1と血流を増やせば髪はみるみる生えてくる！』（平原

写真23　風邪薬の頭皮血流増加に対する影響

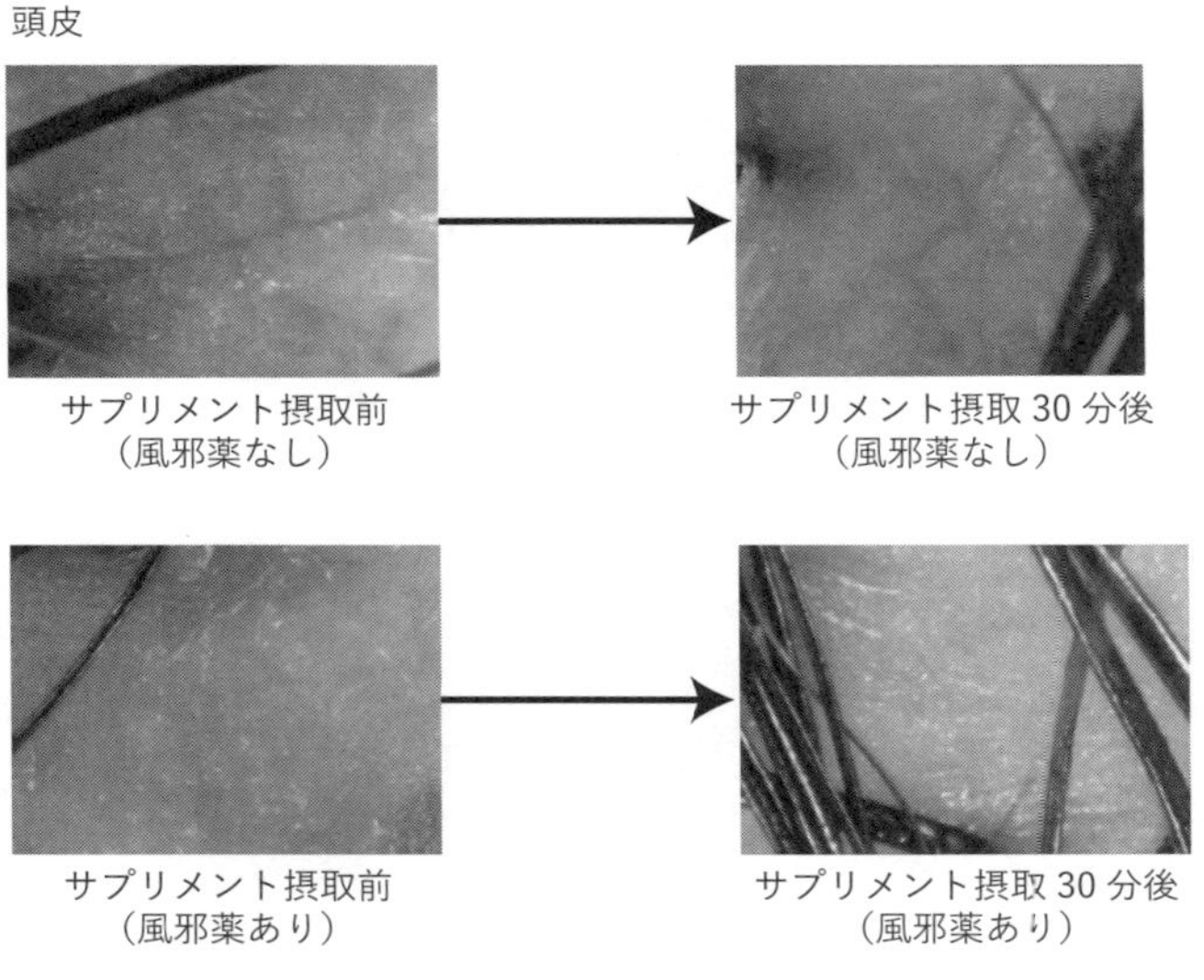

社）に述べてあります。

タキシフォリンを含むサプリメントを摂取した25歳の女性の頭皮を、摂取30分後にマイクロスコープで観察すると、頭皮の血管が拡張し、また、頭皮の血色がよくなっていることが確認されます（写真23、上段）。

しかし、ベンザブロック・ｉｐプラスをタキシフォリンの摂取30分前に服用しておくと、その後の頭皮の血流増加がみられませんでした（写真23、下段）。

この事実はこの風邪薬がＩＧＦ－１の増加を阻害し、頭皮の血流増加を抑制する可能性を強く示しています。

●サンテアスティ抗菌（商品名）（点眼薬）

花粉症などにともなうアレルギー性結膜炎や細菌性結膜炎のかゆみや充血をやわらげる点眼薬にも、抗ヒスタミン剤が配合されています。

クロルフェニラミンが配合されている点眼薬の使用で、脱毛した症例を以下に示します。

20代の男性は転職先の企業との相性が悪く、それが大きなストレスとなっているときに、眼に〝ものもらい〟ができて、サンテアスティ抗菌という点眼薬を2週間朝晩1回ずつ使用しました。そして、その2ヵ月半後に円形脱毛症を発症しました。

地元の国立大学医学部附属病院でいろいろな治療を受けましたが治らず、結局、全身の毛が抜ける汎発性脱毛にまで進行しました。両親には円形脱毛症の既往はありませんでしたが、体温が35・8℃と低体温で、円形脱毛症を起こしやすい体質でした。

このように、抗ヒスタミン剤は点眼しても眼から吸収され、IGF-1を減らして、円形脱毛症を引き起こすと考えられます。

この男性のように、低体温の人は重症の円形脱毛症を起こすことが多く、また治療による改善にも時間がかかるので、抗ヒスタミン剤入りの点眼薬やアセトアミノフェン以外の解熱鎮痛剤が配合された風邪薬の使用は、控えたほうがよいでしょう。

●新サルファグリチルアイリス（商品名）（点眼薬）

30代の男性は、名古屋Kクリニックに来院する1年4ヵ月前に円形脱毛症を発症し、皮膚科で治療しましたが、改善しませんでした。その後、頭髪は生えたり抜けたりを繰り返しましたが、花粉症があり、毎年2〜4月に抗ヒスタミン剤を含むアレグラ（商品名、後述）を服用して毛が抜けていました。男性は、花粉症になると毛が抜けるものと思っていたそうです。

名古屋Kクリニックに来院後、治療により産毛が増えてきましたが、左眼の充血があり、この点眼薬を2回点眼し、2週間後には生えていた頭髪が抜け（写真23）、おまけにすね毛まで抜けてしまいました。

この男性も低体温症であり、抗ヒスタミン剤で重症の脱毛を起こしやすかったのでしょう。この点眼薬はお子さんが使っていたので、安全だろうと思って使用したそうです。子ども用の薬でも、抗ヒスタミン剤は配合されているので、薄毛の人では使用は不可です。

写真 23　30 代・男性（円形脱毛症）

前頭部

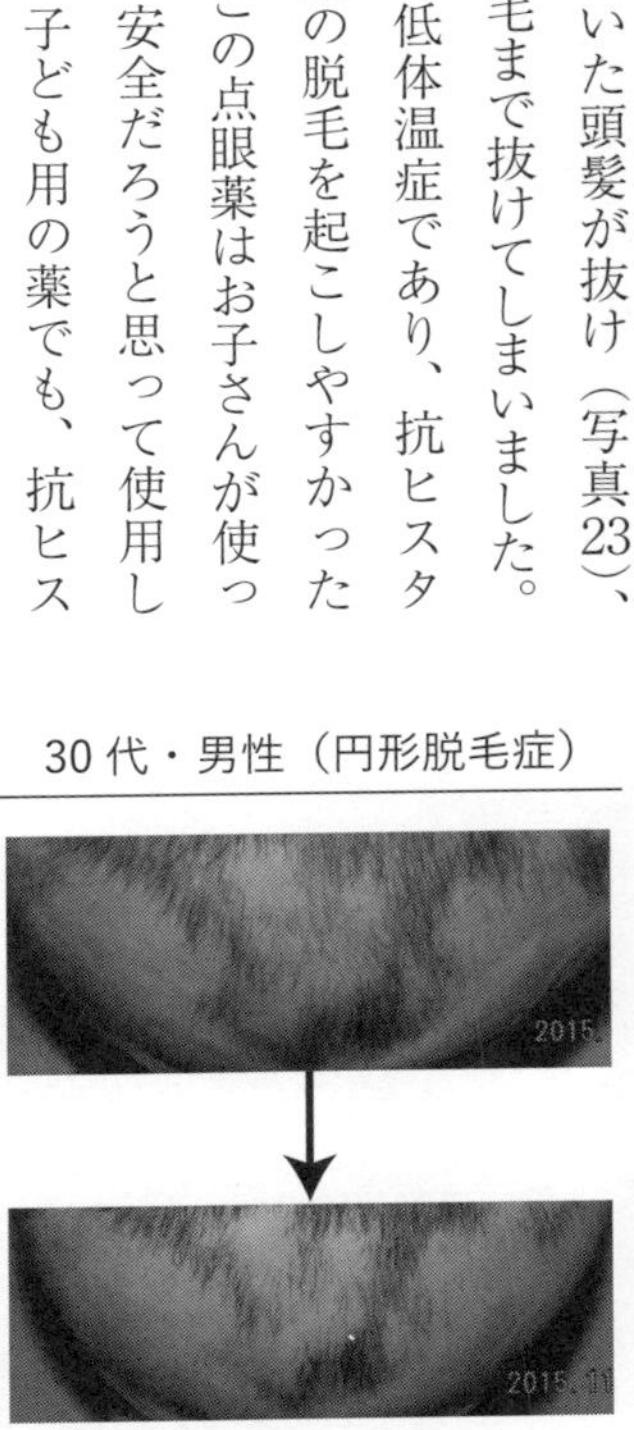

かゆみ止めを含む点眼薬
（新サルファグリチルアイリス）
2 回使用 2 週間後

●サンテFX（商品名）（点眼薬）

40代の男性は、名古屋Kクリニックに来院する5年前に円形脱毛症を発症しました。

その後、皮膚科の治療が無効で放置していました。その間、毎月片頭痛で、解熱鎮痛剤であるイブプロフェンやアスピリンが配合された、イブAやバファリンAを服用していました。

名古屋Kクリニックでの治療後、円形脱毛症は改善していきましたが、左眼が充血し、この点眼薬を2回使用したところ、その2週間後に後頭部での脱毛が確認されました（写真24、円内）。

写真24　40代・男性（円形脱毛症）

後頭部

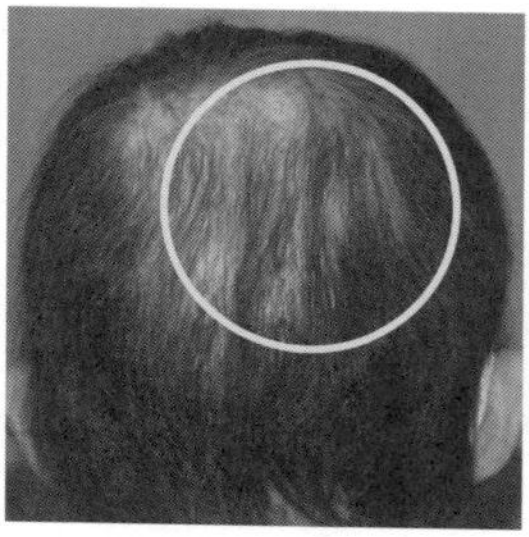

サンテ FX 点眼前

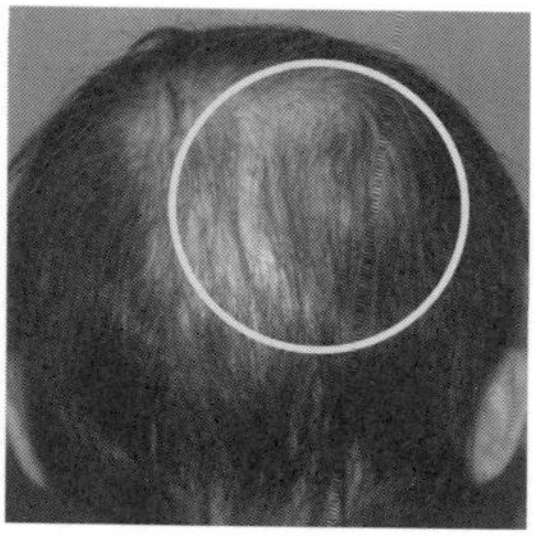

サンテ FX 2 回点眼 2 週間後

●アルピタット（商品名）（点眼薬）

20代の男性は男性型脱毛症の治療で、頭頂部の薄毛は改善しました。その後、眼のかゆみがあり、この点眼薬を1週間使用し脱毛が確認されました（写真25）。

40代の男性は花粉症で眼のかゆみがあり、この点眼液と目の洗浄液で抗ヒスタミン剤が入っているアイボンを使用し、その1ヵ月後に円形脱毛症を発症しました。その後も、仕事上のストレスで花粉症は悪化し、さらに抗ヒスタミン剤であるフェキソフェナジンが配合されている薬も服用しました。

来院時は頭部に数ヵ所の脱毛部分を認め

写真25　20代・男性（男性型脱毛症）

頭頂部

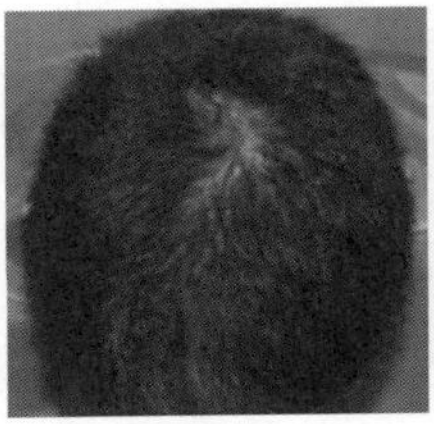
治療前

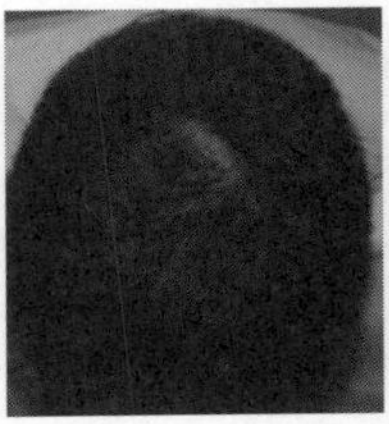
治療10ヵ月後

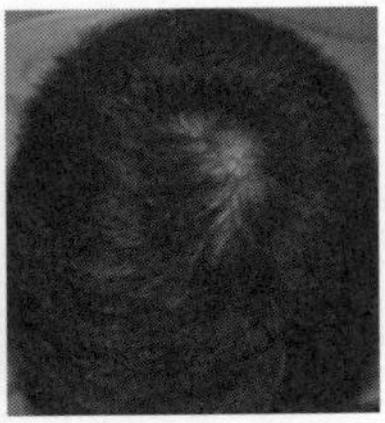
治療11ヵ月後
（アルピタット点眼後）

る、多発型の円形脱毛症を起こしていました。

●サンテザイオン（商品名）（点眼薬）／ロートビタ40α（商品名）（点眼薬）

10代の女性は普段から眼のかゆみがあり、クロルフェニラミンが配合されたサンテザイオンを1日に2～3回点眼していました。

眼のかゆみが強くなったので、さらにクロルフェニラミンが配合されたロートビタ40αを、1日に2回週2日間点眼し始めました。

その1ヵ月後に円形脱毛症を発症。皮膚科の治療が無効で、結局、全身の毛が抜ける汎発性脱毛になってしまいました。

本人は気づかないものの、おそらく円形脱毛症の体質があり、眼から吸収される抗ヒスタミン剤の量が、ある量を超えた時点でIGF－1が減少して、円形脱毛症が発症したものと思われます。

●アイボン（商品名）（洗眼液）

アイボンは、テレビなどのＣＭでも有名な目の洗浄液です。

理由はわかりませんが、アイボンにはかゆみ止めであるクロルフェニラミンが配合されています。気軽に、清涼感を得るためにやったことが、脱毛を引き起こすなどとは思ってもみないでしょう。

40代の男性は円形脱毛症を発症し、育毛サロンでＩＧＦ－１を増やすサプリメントを服用し改善しました。その後再発し、皮膚科で治療を受けるも効果がありませんでした。

名古屋Ｋクリニックに来院し、ＩＧＦ－１を増やす治療を行い改善しましたが、自己判断で治療を中断しました。その後、また再発し、再来院しました。

今度はＩＧＦ－１を増やす治療を行うと、傷んだ毛が大量に抜け新しい産毛が生える毛の生え変わりが起こり、全頭脱毛に近い状態になりましたが、治療を続けるとその後改善しました。

かゆみ止めや痛み止めを使用していないかを尋ねると、アイボンを1日1回、もう15年間も使用しているということでした。両親にも円形脱毛症の既往はなく、円形脱毛症の素因はなかったのですが、アイボンの常用が円形脱毛症準備状態を作り出していたと考えられます。

このような状態に、ストレスなど何らかの他の要因が作用して、円形脱毛症が発症したものと思われます。もちろんアイボンの使用は中止してもらいました。

●ロート抗菌目薬EX（商品名）（点眼液）

10代の女性は2歳半で引っ越しをしたのを機に円形脱毛症を発症しましたが、これは自然治癒しました。しかし、小学校4年生の4月に再発しました。以降、秋から冬にかけて改善しますが、また4月になると再発するという経過を繰り返していました。母親は、新年度になると環境が変わるので、それが再発の原因であろうと考えていたそうです。

ところが、詳しく話を聞くと花粉症があり、毎年春に目のかゆみをとる目薬を使っていました。小学校4年生の再発時には、ロート抗菌目薬EXを使っていたことが判明しました。

この再発以降も、別の抗ヒスタミン剤入りの目薬を春先に使用しており、これが毎年4月の円形脱毛症の増悪の原因であったと考えられます。

●ロートアルガードクリアブロックEX（商品名）（点眼薬）／フェロテナスAG点鼻薬（商品名）

円形脱毛症の既往のある30代の女性は、花粉症による目のかゆみをやわらげる目的で、ロートアルガードクリアブロックEXを、週1〜2回点眼し1ヵ月後に円形脱毛症が再発しました。この点眼液には、プラノプロフェンという解熱鎮痛剤も入っており、クロルフェニラミンと、この成分が脱毛を引き起こしたと考えられます。

また、鼻炎の症状があったため、クロルフェニラミンが配合されたフェロテナスAG点鼻薬も毎日使用しており、この2つの薬の相乗効果で円形脱毛症が再発したと思われます。

●ナーザルスキットN（商品名）（点鼻薬）

30代の女性は花粉症があり、鼻づまりに対してナーザルスキットNを点鼻して、その後に2ヵ所の円形脱毛症を発症しました。

このようにクロルフェニラミンは、市販の多くの内服薬、点眼薬、点鼻薬、そして洗眼液にも含まれており、風邪や花粉症で気軽に使用する頻度の高い抗ヒスタミン剤です。脱毛症がある人や抜け毛が気になる人は、購入する前に商品にこの抗ヒスタミン剤が配合されていないかを確かめましょう。

■オロパタジン（成分名）

●アレロック（商品名）

この抗ヒスタミン剤は、花粉症などにともなう目のかゆみなどを軽減するために、よく使用されます。

　写真26は、7歳の全頭脱毛の女のお子さんの頭部写真です。

　このお子さんは、ある大学病院の皮膚科の治療で、まったく改善しませんでしたが、名古屋Kクリニックでの9ヵ月間の治療で、ほぼ完治しました（治療9ヵ月後）。その後、体にかゆみがあり、かかりつけの皮膚科でアレロック（商品名）を処方され、3週間服用しました。その後抜け毛が増え、服用1ヵ月後には、全部の髪の毛が抜けてしまいました。

　30代の男性は、来院の3年前に円形脱毛症を発症しました。

　円形脱毛症発症の1ヵ月前に頭皮のかゆみがあり、それに対して皮膚科でアレロックを

写真26　7歳・女子（全頭脱毛）

後頭部

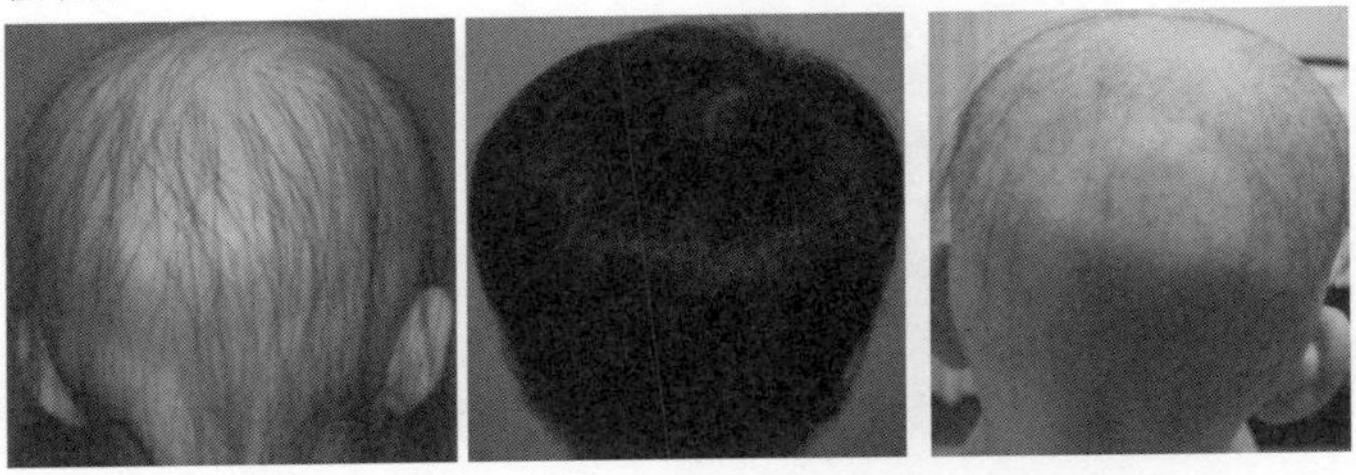

治療前　　治療9ヵ月後　　治療10ヵ月後（アレロック服用1ヵ月後）

処方され、その後大量の抜け毛があり、重症の円形脱毛症にまで進行しました。

その後もアレロックを服用し続けており、来院時は、全身の毛が抜けてしまう汎発性脱毛になっていました（写真27）。

名古屋Kクリニックに来院する前は、地元の国立大学医学部付属病院で、ステロイドパルス治療、かぶれ治療、ステロイド局所注射など、さまざまな治療を受けましたが、まったく無効で、担当医の診療態度もいい加減になってきたために、当クリニックへ来院しました。

この男性の父親には円形脱毛症の既往があり、この症例は円形脱毛症の素因を持つ人が、アレロックなどの抗ヒスタミン剤を服用すると、円形脱毛症を発症することを示しています。

また、円形脱毛症発症前の頭皮のかゆみは、実は、円形脱毛症発症の前触れで、髪の毛が抜けているときに、体が知覚神経を敏感にし、ＩＧＦ－1を増やして脱毛を防ごうとしている、つまり治

写真27　30代・男性（汎発性脱毛）

後頭部

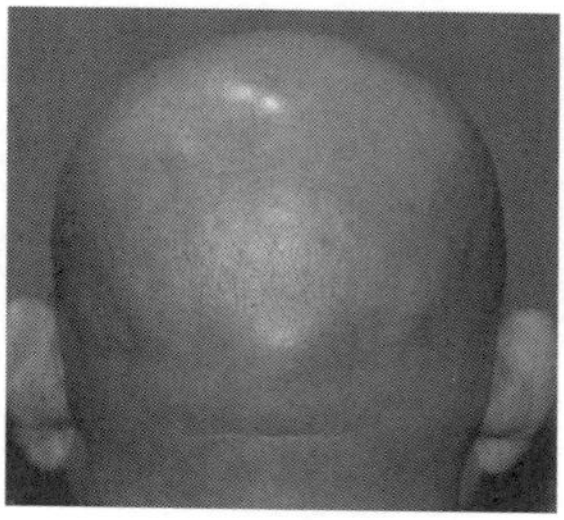

癒力（育毛力）の発現なのです。皮膚科で処方されたアレロックが、この治癒力を打ち砕いて、円形脱毛症を発症させ重症化させたと言えるでしょう。

この他にも、汎発性脱毛の50代の女性が、オロパタジン（アレロックの後発医薬品）を1日2錠1週間服用して、治療で生えた毛が細くなったことが確認されています。

アレロックの添付文書には、脱毛の副作用の記載は

写真28　70代・男性（男性型脱毛症）

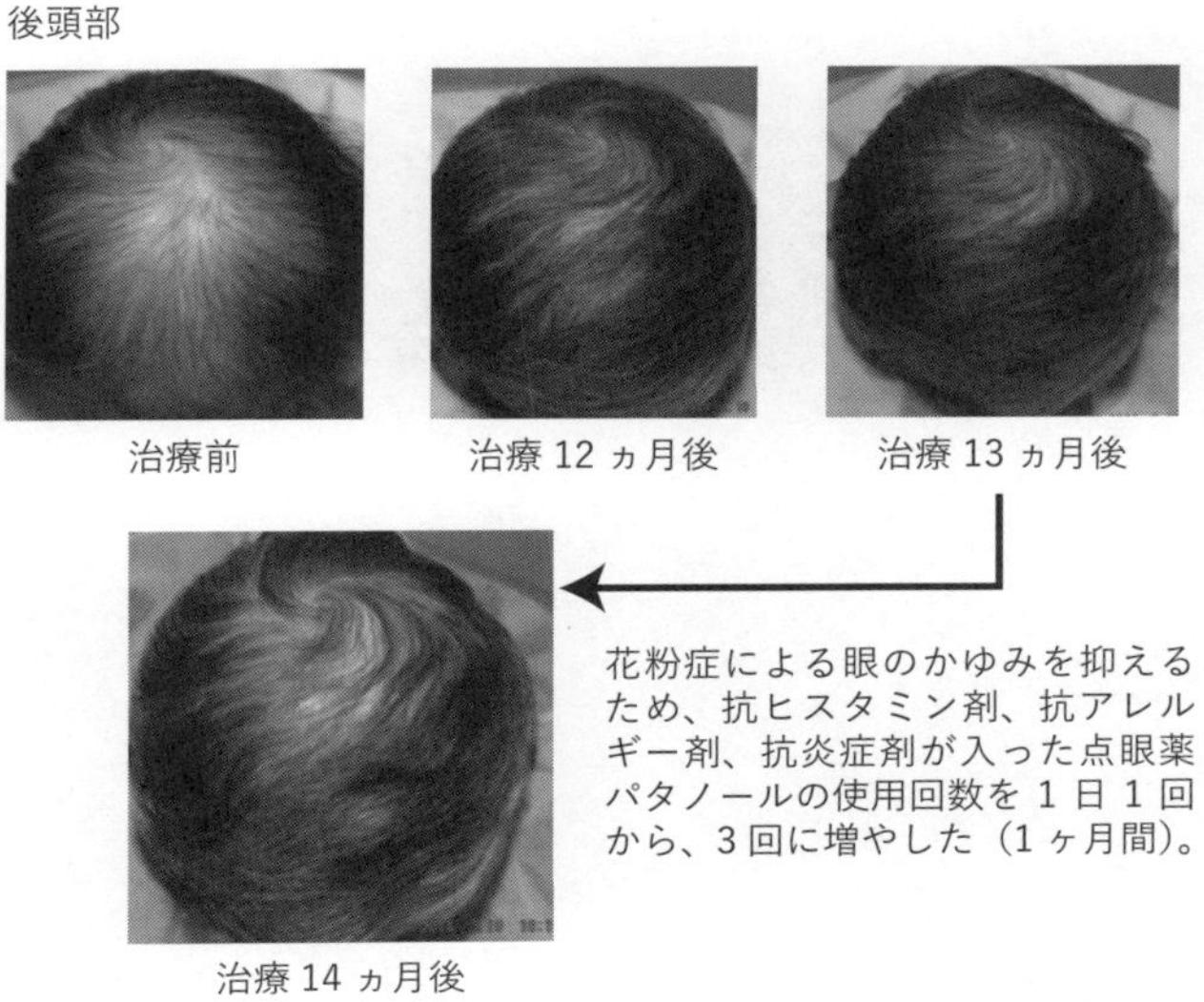

後頭部
治療前
治療12ヵ月後
治療13ヵ月後
花粉症による眼のかゆみを抑えるため、抗ヒスタミン剤、抗アレルギー剤、抗炎症剤が入った点眼薬パタノールの使用回数を1日1回から、3回に増やした（1ヶ月間）。
治療14ヵ月後

ありませんが、製薬会社によると、アレロックの市販後調査では、これまでに12例の脱毛が報告されており、そのうちの3例は円形脱毛症を発症したとのことでした。

●パタノール（商品名）（点眼液）

男性型脱毛症でIGF－1を増やす治療で改善した70代の男性は、オロパタジンが配合された点眼薬であるパタノールを1日に1回点眼から、3回点眼に増やしました。その1ヵ月後に、頭頂部の薄毛が明らかに悪化しました（113ページ・写真28）。

■フェキソフェナジン（成分名）

フェキソフェナジンは、アレグラという商品名の処方薬が先発医薬品で、後発医薬品はフェキソフェナジン（X）という商品名で、いくつかの製薬会社から発売されています（Xは、商品によって異なる）。市販のものでは、アレグラFXという名前でドラッグストアで販売されています。

驚いたことに、フェキソフェナジンが、アトピー性素因をともなう円形脱毛症を改善することが報告されています。この抗ヒスタミン剤だけは、他のものと違って脱毛を引き起こさないのでしょうか？　以下の実例をご覧ください。

●アレグラ（商品名）

アレグラは医療機関で処方される抗ヒスタミン剤で、花粉症にともなう鼻炎や眼のかゆみ、また、アトピー性皮膚炎のかゆみなどに対して頻繁に処方されます。

50代の男性は、これまでに単発性の円形脱毛症を起こしたことがありましたが、自然に治癒していました。しかし、来院する4ヵ月前に、

写真29　50代・男性（円形脱毛症）

側頭部

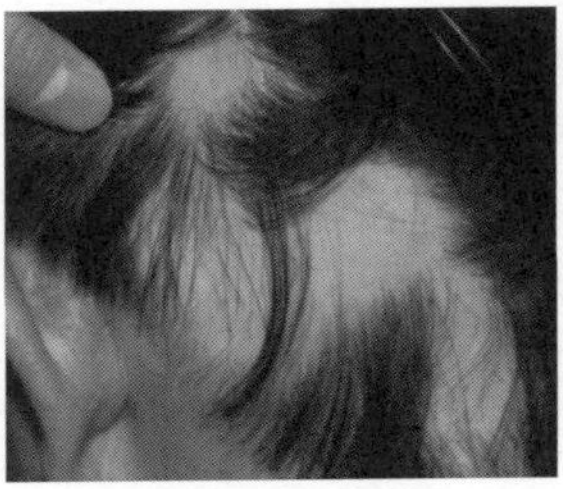

治療前

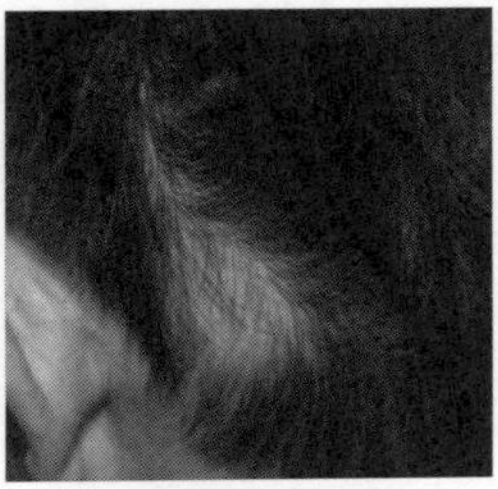

治療11ヵ月後

花粉症の症状をやわらげるためにアレグラを服用して、1ヵ月後に円形脱毛症（多発型）を発症しました（115ページ・写真29、治療前）。

そして、IGF－1を増やす治療11ヵ月で改善しました（写真29、治療11ヵ月後）。この男性では、アレグラなどの抗ヒスタミン剤を服用していない人たちよりは、治療に対して抵抗性でした。

30代の女性は円形脱毛症の既往を有し、来院する4ヵ月前に円形脱毛症を再発しました。その再発の1ヵ月前に名前は不明ですが、点鼻薬を1ヵ月間使用しています。おそらく、抗ヒスタミン剤入りのもので、それが引き金となって再発したのでしょう。その後、他の医療機関で、専門医から円形脱毛症治療の目的でアレグラを処方され、6日間服用して円形脱毛症が増悪しました。来院時は、多発型の円形脱毛症の状態でした。

前述の抗ヒスタミン剤である、クロルフェニラミン入りの新サルファグリチルアイリスという点眼液で脱毛した円形脱毛症の30代の男性は（103ページ・写真23）、当クリニックに来院する前に、毎年、花粉症の季節にアレグラを服用していましたが、この時期に、生えかけてきた毛が抜けていました。この方は花粉症のせいで毛が抜けると思っていたようですが、実はアレグラ服用による脱毛の可能性が大きかったと考えられます。

アレグラを販売している製薬会社にアレグラでの脱毛の報告の有無を問い合わせてみました。その結果、この薬の市販後の報告で、61歳の男性が慢性じんましんの治療でアレグラを服用して、5日目に左後頭部に円形脱毛症を発症したことや、37歳男性でアレグラ服用の翌日から、むくみと脱毛が起こったことなどの報告があることがわかりました。

●アレグラＦＸ（商品名）

この薬はドラッグストアの店頭に陳列され、花粉症における眼のかゆみや鼻水などに対して効果があると表示され、よく売れているようです。

10代の男性は花粉症で眼のかゆみと鼻水がひどく、市販のアレグラＦＸを毎日1錠内服し、その1ヵ月後に円形脱毛症を発症しました。その後、皮膚科で治療しましたが、効果がなく、単発性の円形脱毛症から全頭脱毛へと進行しました。その後、名古屋Kクリニックへ来院され、IGF－1を増やす治療を行い、3年後に、ほぼ完治しました（写真30）。

製薬会社に問い合わせたところ、アレグラFXの市販後調査では、脱毛の報告はないそうです。しかし、自発報告での有無は回答できないとのことでした。

●フェキソフェナジン「X」（商品名）

フェキソフェナジン「X」（Xは、販売している製薬会社により異なる名前）は、成分名をそのまま商品名にした、アレグラの後発医薬品で、数社から発売されています。

ある皮膚科で円形脱毛症を治療した20代の女

写真30　10代・男性（全頭脱毛）

頭頂部

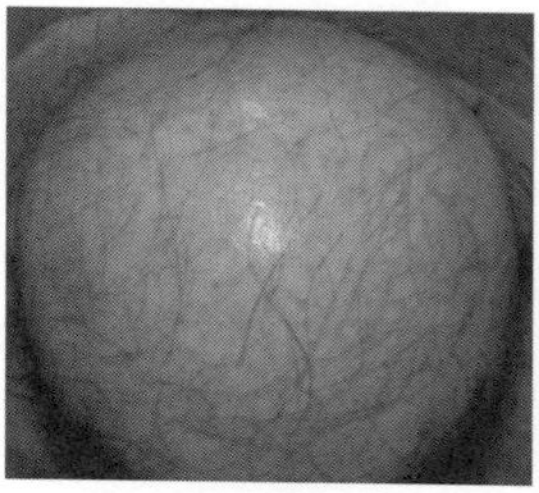

治療前

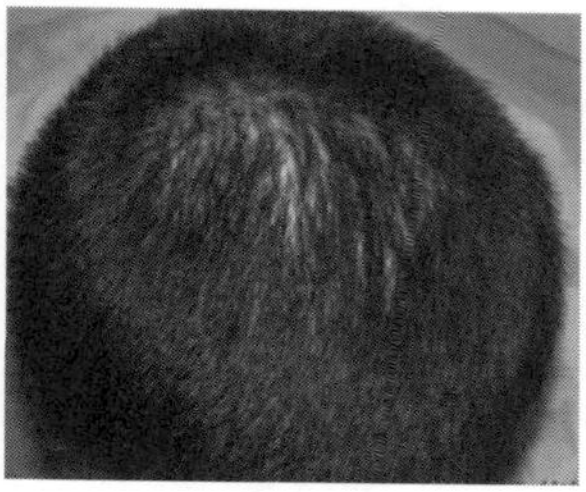

治療3年後

性は、円形脱毛症治療の目的でフェキソフェナジン（商品名は不明）を投与され、円形脱毛症が悪化しました。

その後、名古屋Kクリニックへ来院し、ＩＧＦ－１を増やす治療を行い、傷んだ毛が抜け新しい毛が生える、いわゆる毛の生え変わりを経て（写真31、治療５ヵ月後）、８ヵ月後に著しく改善しました。

この女性も含めて、抗ヒスタミン剤を投与された円形脱毛症の方たちでは、ＩＧＦ－１を増やす治療により、傷んだ毛が新しい毛に生え変わるために、一過性に大量の脱毛が起きることが多く、また、治療に抵抗します。これは、抗ヒスタミン剤が、いかに毛根を傷つけるかを物語っています。

写真 31　20 代・女性（全頭脱毛症）

後頭部

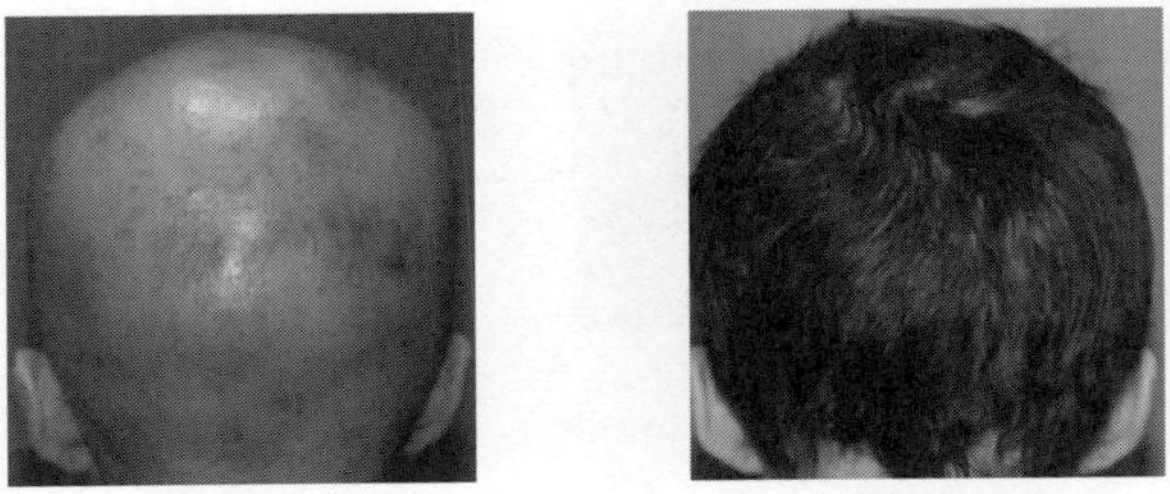

治療 5 ヵ月後　　治療 8 ヵ月後

40代の男性は鼻炎の症状があり、フェキソフェナジン「SANIK」を常用していました。また、眼のかゆみもあったので、抗ヒスタミン剤が配合されたアイボン、およびアルピタット点眼液も使用していました。

そして、仕事上のストレスがあり、多発型の円形脱毛症を発症しました（写真32）。この場合も、複数の抗ヒスタミン剤の使用による、円形脱毛症準備状態であったところに、ストレスにより、その発症の引き金が引かれたものと思われます。

この方は、まさか、アレルギーの治療薬で円形脱毛症が起こるとは思いもせず、驚いていました。

ある育毛サロンのスタッフの方から、お客さんが風邪薬を処方されてから、急に抜け毛が増えたので、飲んでいる薬と関係があるのではないかという問い合わせを受けました。処方された薬の内容を見てみると、フェキソフェナジン（商品名は不明）が処

写真32　40代・男性（円形脱毛症）

後頭部

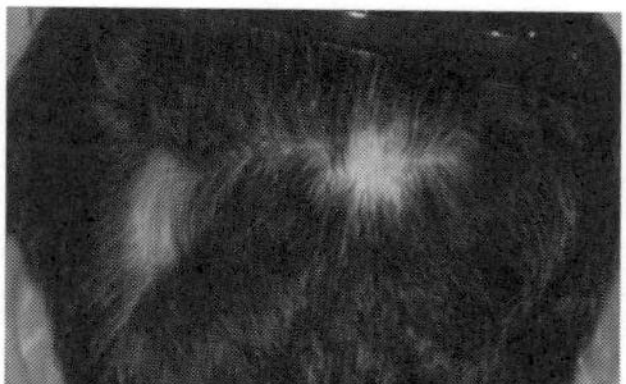

フェキソフェナジン、アルピタット点眼液、およびアイボンの使用中に、仕事上のストレスが加わり、円形脱毛症発症

方されていました。即刻、服用を中止してもらいました。

前述のように、フェキソフェナジンが、アトピー体質をともなう円形脱毛症の症例において、皮膚科で行う局所免疫療法（頭皮にかぶれを起こして治療する方法）と併用した場合には、効果があるという報告があります。

しかし、ここで示したように、メカニズムから考えても、また、実際にアレグラやフェキソフェナジンで脱毛する症例が多いことから考えても、この薬が円形脱毛症に対して効果があるとはとても考えられません。

■レボセチリジン（成分名）

●ザイザル（商品名）

10代の女性は、中学進学時に円形脱毛症を発症し、近くの皮膚科で治療しましたが、効果はなく、このときに治療にザイザルを処方され6ヵ月間服用しました。

その結果、円形脱毛症は悪化してゆき、重症型の蛇行性脱毛へと進行しました（写真33）。

蛇行性脱毛とは、円形脱毛症の中でも重症で難治の病態です。しかし、ＩＧＦ－１を増やす治療を開始し、１年２ヵ月後には蛇行性脱毛も治癒しました。

30代の男性は白髪染めで頭皮の皮膚炎を起こし、かゆみがあったため、皮膚科を受診しました。そこで、ステロイドの外用剤と抗ヒスタミン剤であるザイザルを処方され、その１ヵ月後に円形脱毛症を発症しました。

その後の皮膚科治療も無効で、円形脱毛症は悪化していきました。そして、名古屋Ｋクリニックを受診し、ＩＧＦ－１を増やす治療を２ヵ月間行い、明らかな改善を認めました。

ザイザルの添付文書には、脱毛の副作用があ

写真 33　10 代・女性（蛇行性脱毛）

後頭部

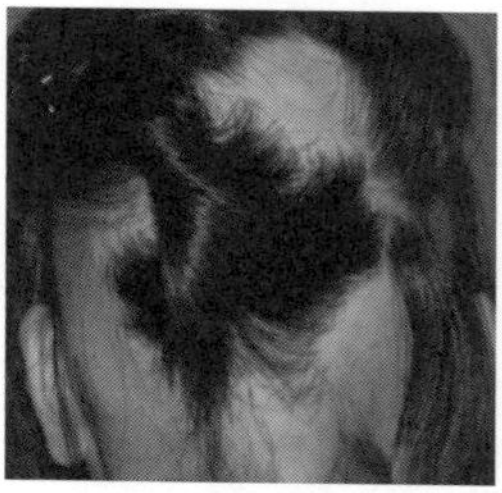

治療前

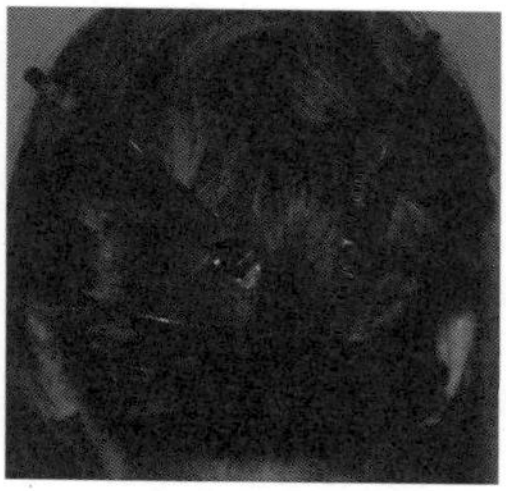

治療１年２ヵ月後

ることが記載されています。それにもかかわらず、円形脱毛症の人たちに、皮膚科でザイザルが処方され脱毛症が悪化しています。

本来、円形脱毛症がある方たちに、ザイザルを処方するのは避けるべきなのに、なぜ処方されるのでしょう。この理由は、第5章で述べます。

製薬会社に問い合わせると、ザイザルの市販後、脱毛した症例が報告されていました。その症例は、5歳女児で鼻出血にて耳鼻科を受診し、鼻粘膜に炎症がみられたため、ザイザルシロップが1週間処方されました。そして、再来院時に（投与開始8日目）、ザイザルシロップがさらに2週間分処方されました。

ザイザルシロップ投与開始10日目に、家族が女児の1円玉大の円形の脱毛に気づき、投与11日目に薬局へ電話で問い合わせを行いました。薬局はザイザルシロップの投与を中止してもらい、皮膚科医に相談することをすすめたそうです。

■ロラタジン（成分名）

●クラリチン（商品名）

20代の男性は気管支喘息の治療のために、近くの内科でクラリチンを処方されました。その頃から薄毛が気になるようになり、ザイザル服用開始から1年後に名古屋Kクリニックに来院しました。

この男性は、頭頂部と前頭部の広い範囲に薄毛があり、男性型脱毛症を発症していました（写真34）。

この男性は母方の祖父が薄毛であり、男性型脱毛症の素因を持っています。すぐに、

写真34　20代・男性（男性型脱毛症）

前頭部

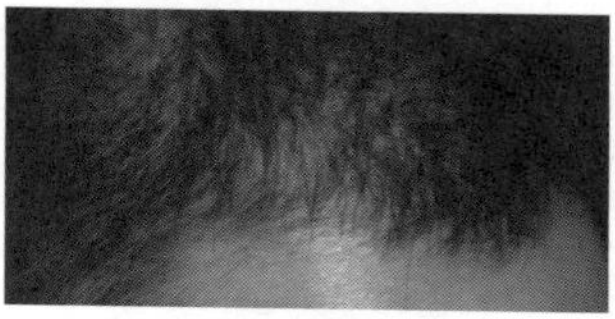

治療前

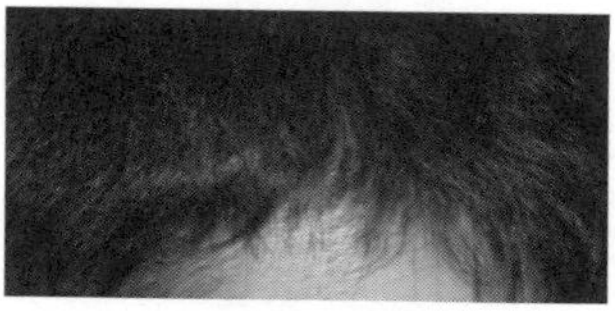

治療5ヵ月後

ＩＧＦ－１を増やす治療を行い、また、クラリチンの内服を中止してもらいました。その結果、治療５ヵ月後には、男性型脱毛症が明らかに改善しました。

クラリチン内服中止後は薄毛も改善されましたが、加えて、気管支喘息の症状も改善しました。抗ヒスタミン剤は痰の粘調度を上げること、また、ＩＧＦ－１にはアレルギーを改善する作用もあることなどから、クラリチンの中止とＩＧＦ－１を増やす治療により、脱毛のみならず気管支喘息も改善したと思われます。また、クラリチンの中止で仕事の能率も改善しました。このことは、クラリチンの常用で覚醒レベルの低下が起こり、仕事の能率を下げていた可能性を示しています。

このように、男性型脱毛症の素因を持っている人に、抗ヒスタミン剤が投与されると、素因のない人に比べると、速やかに脱毛症が起こってしまいます。さらに、この男性の例からわかるように、抗ヒスタミン剤は脱毛以外にもさまざまな副作用を引き起こします。

クラリチンの添付文書には、脱毛の副作用があることが記載されています。製薬会社に問い合わせてみると、クラリチンの治験（薬の効果を試すための試験）段階で、72歳の男性が、この薬を10㎎服用後、10日目で陰毛が抜けたことが報告されていることがわかりました。この症例では脱毛斑（円形脱毛症のような状態）が形成され、17日目に投与が中止されましたが、改善はみられなかったということです。

●ロラタジン（商品名）

この薬は、クラリチン（商品名）の後発医薬品です。9歳の男子は、3歳で多発型の円形脱毛症を発症し、いくつかの皮膚科で治療を受けましたが効果はありませんでした。最後に受診した皮膚科で、ロラタジンを処方され、3ヵ月間服用し円形脱毛症が悪化しました。

その後、名古屋KクリニックでIGF－1を増やす治療を行いましたが、ロラタジンにより毛根が傷んだ毛の生え変わりが多く、効果が認められるまでに、抗ヒスタミン剤を飲んでいない場合よりも、長い時間とより大量の薬剤が必要でした。

ロラタジンの添付文書には、脱毛の副作用があることが記載されています。この症例でも、皮膚科医によって処方されたロラタジンで、円形脱毛症が悪化しています。

このような脱毛薬が、皮膚科では円形脱毛症の治療に使用されているのです。

■エピナスチン（成分名）

●アレジオン（商品名）

10代の男性は、中学生、そして高校生のときに、円形脱毛症を発症し、いずれも自然治癒していました。その後、花粉症の症状に対して、耳鼻科でアレジオンが3ヵ月間処方され、その後に円形脱毛症を発症しました。

名古屋Kクリニックで、IGF－1を増やす治療を行いましたが、やはり、抗ヒスタミン剤を服用していない円形脱毛症の患者さんよりも、治療効果がみられるまでに長い時間がかかりました。

アレジオンの添付文書には、脱毛の副作用は記載されていませんが、製薬会社にこの薬の市販後の脱毛の副作用の報告の有無を問い合わせてみると、2例の脱毛の報告がありました。

1例目は、80歳の女性で皮膚の湿疹があり、アレジオンを処方され、さらに、クロルフェニラミン（成分名）を含む、抗ヒスタミン剤であるポララミン（商品名）を追加で処方されていました。アレジオンを服用後、約1ヵ月で脱毛がみられたということでした。これは、アレジオンとポララミンの2つの抗ヒスタミン剤の副作用と思われます。

2例目は72歳の女性で、やはり、皮膚の湿疹があり、アレジオンを処方されました。その55日後に脱毛がみられていました。

この他にも、アレジオンの後発医薬品であるエピナスチン「X」（Xは、商品ごとに異なる）でも、円形脱毛症を発症した症例がありました。

■エバスチン（成分名）

●エバステル（商品名）

20代の女性は名古屋Kクリニック来院前1ヵ月に、円形脱毛症を発症しました。仕事が多忙で、そのストレスが円形脱毛症発症の引き金になったようです。その後、皮膚科を受診し、フロジンという塗り薬とともにエバステルを処方され、14日間服用し円形脱毛症が増悪しました（写真35、治療前）。

この患者さんの場合、母親にも円形脱毛症の既往がありました。ＩＧＦ－１を増やす治療を行い、治療1年後には著しく改善しました。しかし、やはり抗ヒスタミン剤を服用していなかった場合よりも、治療に抵抗しました。この患者さんのように、両親に円形脱毛症の既往があった場合、抗ヒスタミン剤服用で、円形脱毛症が発症しやすいと考えられます。

エバステルの添付文書には、脱毛の副作用があることが記載されています。このような薬が、円形脱毛症の治療に使用され悪化させるという〝薬害〟に、早く皮膚科医が気付いてほしいも

写真 35　20 代・女性（円形脱毛症）

前頭部

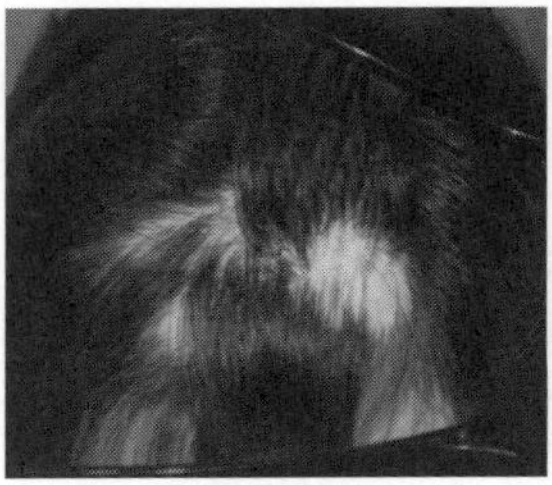

治療前

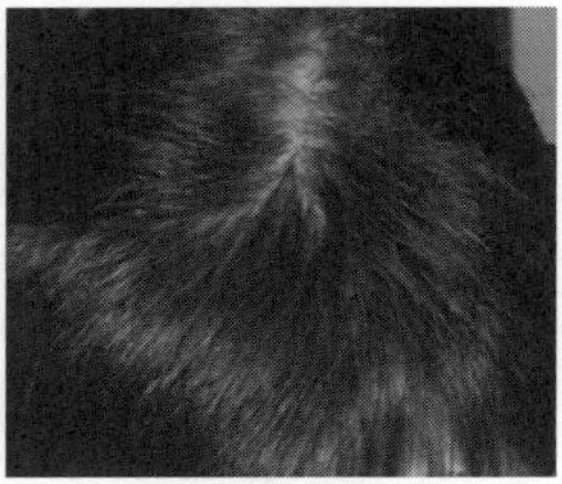

治療 1 年後

のです。

エバステルを販売している製薬会社に問い合わせてみると、エバステルが発売された1996年から、2016年までの間に、19例の脱毛の報告がありました。円形脱毛症発症の報告は、皮疹の治療でエバステル10㎎を投与された女性が、3日目から脱毛が起こり休薬されましたが、その後、脱毛症は増悪し全頭脱毛になったという症例でした。

●エバスチンファイザー（商品名）

この薬はエバステル（商品名）の後発医薬品です。30代の女性は名古屋Kクリニックへ来院する1ヵ月前に円形脱毛症を発症しました。その後、皮膚科を受診しステロイドの外用剤を処方されましたが、同時に、首や腰にかゆみがあったため、エバスチンファイザーを処方され、11日間服用し円形脱毛症は増悪し、全頭脱毛にまで進行しました。

エバスチンファイザーの添付文書にも、はっきりと副作用としての脱毛が記載されています。この場合も、円形脱毛症に対して、この薬を処方した医師が不注意か知識不足だったのでしょう。

製薬会社に問い合わせたところ、この薬の市販後の脱毛の報告はいまだないということです。

■ジフェンヒドラミン（成分名）

ジフェンヒドラミンはかゆみ止めとして、いくつかの医薬品に配合されているほか、簡単に手に入る乗り物酔いの薬など、市販されている多くの商品に配合されています。

驚いたことに、ジフェンヒドラミンは体を洗う石鹸に配合されているばかりか、頭皮につける育毛剤にまで配合されています。アトピー性皮膚炎の人がこのような石鹸を使うと、かゆみはやわらぐかもしれませんが、皮膚を守る皮脂が除去されるばかりか、アレルギー反応そのものも悪くなり、結局、アトピー性皮膚炎は悪化します。

また、ジフェンヒドラミン入りの育毛剤は、育毛どころか、脱毛を引き起こす〝脱毛剤〟になってしまいます。

40代の男性型脱毛症の男性は、ジフェンヒドラミンが配合されたチャップアップという外用の育毛剤の使用で、毛が細くなり抜け毛が増えました。また、30代の女性は円形脱毛症を発症し、やはり、ジフェンヒドラミン入りの市販のイクオスという育毛剤を使用して増悪しました。

これらの市販の外用の育毛剤には、医薬部外品（薬用）という表示がありますが、この表示は、それらの育毛剤に効果があることを保証するものではなく、ただ、そのように名乗れる成分が入っているということを示すものです。そのような物の中に脱毛剤があっても不思議ではありません。

以下に、ジフェンヒドラミンが配合された薬剤の脱毛の実例を示します。

●エンクロン（商品名）（外用剤）

50代の男性はアレグラを服用して円形脱毛症を発症し、名古屋Kクリニックの治療を受け、その後、自己判断で治療を中止するまで効果がみられていました（115ページ・写真29）。この後、円形脱毛症はほぼ完治したそうです。

ところが、その後、皮膚のかゆみがあり、ジフェンヒドラミン入りのエンクロンというかゆみ止めを、1週間体の数ヵ所に塗ったところ、円形脱毛症が再発しました（写真36）。その後、ＩＧＦ－１を増やす治療を10ヵ月行って、再び治癒しました。

　このように、抗ヒスタミン剤であるジフェンヒドラミンは、外用しても皮膚から体内に吸収され、ＩＧＦ－１を減らして脱毛を引き起こします。ジフェンヒドラミン入りの石鹸で、体中を洗うのは考えてみただけでもゾッとします。

●ウナコーワクール（商品名）（外用剤）

　10代の女性は幼稚園のときに円形脱毛症を発症し、その後、皮膚科であらゆる治療を受けましたが

写真36　50代・男性（円形脱毛症）

頭頂部

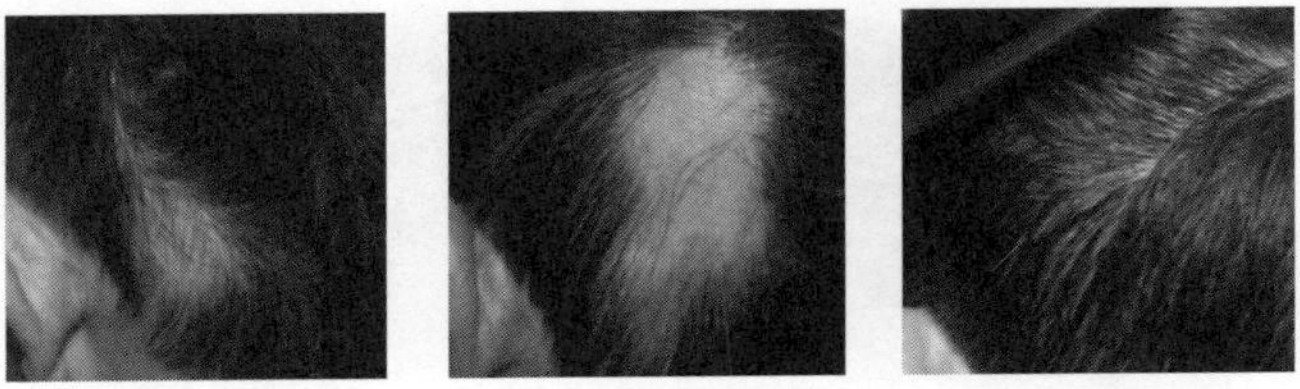

前回最終受診時　今回再発時　治療10ヵ月後

効果がありませんでした。2年間の無治療期間を経て名古屋Kクリニックへ来院しました。

IGF-1を増やす治療を10ヵ月行うと、著しく改善しました（写真37）。

ところが、じんましんができてウナコーワクールを、3日間、体の広い範囲に塗り、その1週間後に円形脱毛症が増悪しました。その後のIGF-1を増やす治療で、円形脱毛症は、再び改善しました。

写真37　10代・女性（円形脱毛症）

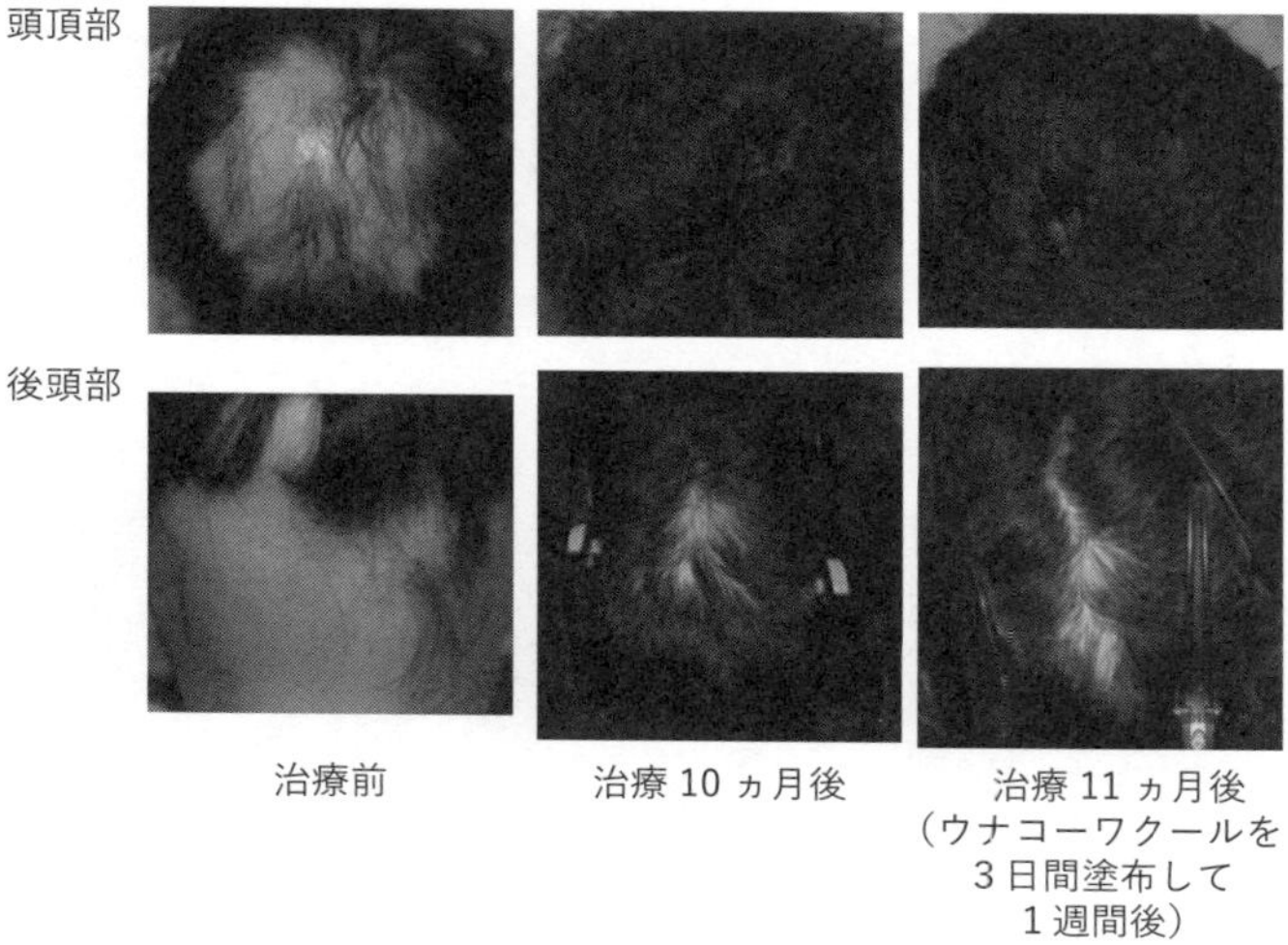

●ムヒ（商品名）（外用剤）

ムヒは、テレビ、新聞、および雑誌などのＣＭで有名なかゆみ止めで、かゆみ止めの代名詞になるほどです。そのため、気軽に使用（常用）している人は多いはずです。

まさか、非常に多くの人が使っているムヒで、毛が抜けるなどとは思いもしないでしょう。しかし、以下の実例をご覧ください。

10代の女性は5歳で単発性の円形脱毛症を発症し、自然治癒しましたが、名古屋Ｋクリニックに来院される2年前に再発しました。皮膚科でいろいろな治療を受けましたが効果なく、全頭脱毛にまで進行しました。ＩＧＦ－1を増やす治療

写真38　10代・女性（円形脱毛症）

後頭部

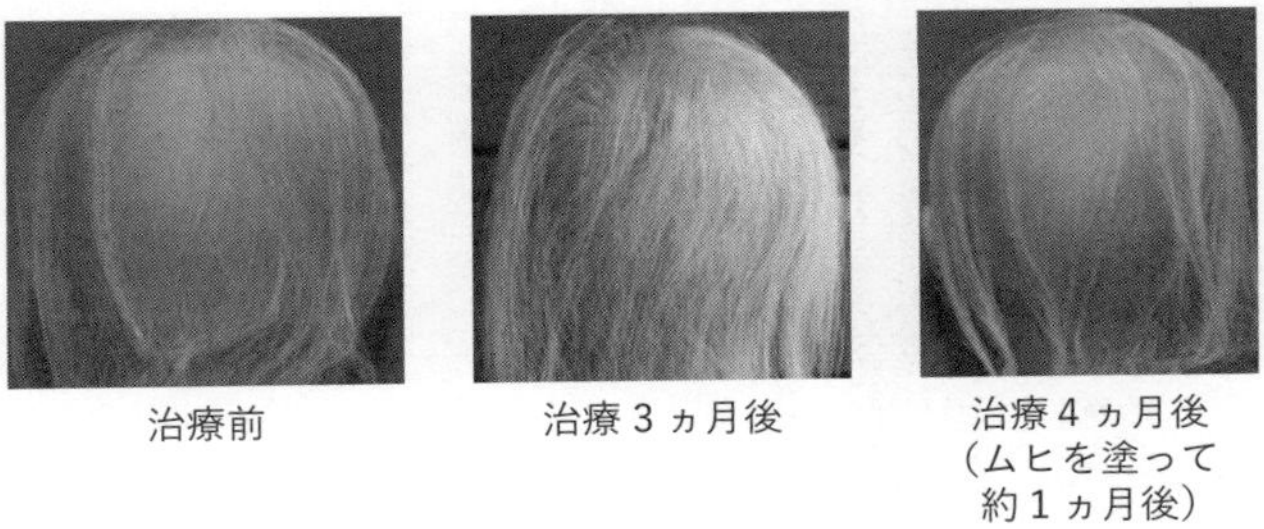

治療前　　治療３ヵ月後　　治療４ヵ月後（ムヒを塗って約１ヵ月後）

を３ヵ月間行うと、まず、白髪が増えてきました（１３５ページ・写真38）。ところが、体の５ヵ所を蚊に刺されて、それらの部分に、合計３回ほどムヒを塗ってしまいました。その１ヵ月後、明らかな脱毛が確認されました。

20代の女性は12歳で円形脱毛症を初発し、総合病院の皮膚科で６ヵ月間治療、しかし効果がなかったので、テレビＣＭで有名な育毛サロンへ１年間通いましたが、やはり効果はありませんでした。そのため、14歳からウィッグを付けた生活を送っていました。

名古屋Ｋクリニックで、ＩＧＦ－１を増やす治療を行うと、すぐに産毛が生えてきて、治療７ヵ月後には著しく改善しました（写真39）。

ところが、体の２ヵ所を蚊に刺されて、２回ム

写真 39　20 代・女性（円形脱毛症）

頭頂部

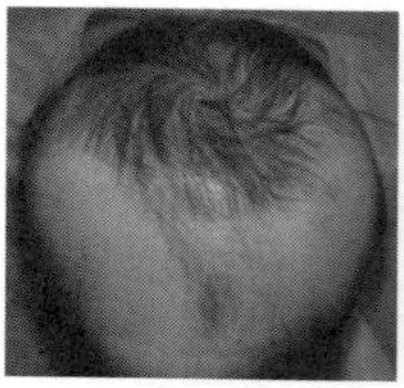

治療前

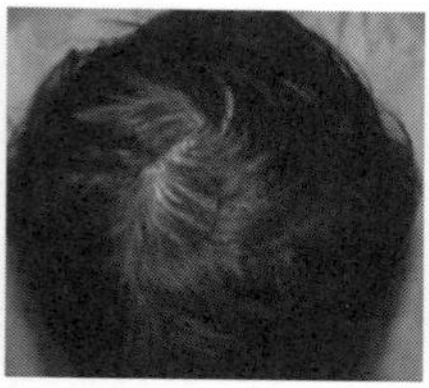

治療７ヵ月後

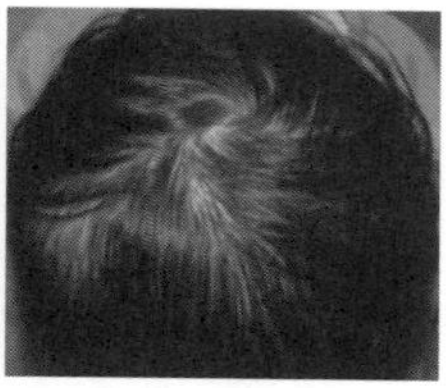

治療８ヵ月後
（ムヒを２ヵ所に、
２回塗布して２週間後）

ヒを塗布したところ、その2週間後に明らかな脱毛が観察されました。

あの有名な、そして多くの人が使っている、かゆみ止めの代名詞のようなムヒを数回塗っただけで、円形脱毛症のある人では増悪し、また、円形脱毛症の既往のない人でも、初発することがあります。ムヒに含まれているジフェンヒドラミンが皮膚から吸収されて、頭皮のＩＧＦ－１を減らして脱毛を引き起こすのでしょう。

誰に円形脱毛症の素因があるかは、はっきりはわかりません。誰でもムヒを塗って、突然、円形脱毛症を発症する可能性はあります。

●新レスタミンコーワ軟膏（商品名）（外用剤）

40代の女性は名古屋Ｋクリニックに来院する9年前に、円形脱毛症を発症しました。その後、皮膚科で治療し改善傾向にあったものの再発し、あのＣＭで有名な育毛サロンに6ヵ月間通って増悪し、結局、全身の毛が抜ける汎発性脱毛になってしまいました。

ＩＧＦ－１を増やす治療で、産毛が生えてきて改善傾向にあったのですが、湿疹ができ、首と手に新レスタミンコーワ軟膏を3、4回塗ったところ、その2～3日後に脱毛が起こりました。

このように、円形脱毛症のある人や、その素因のある人は、かゆみ止めを皮膚に数回塗っただけで、それが皮膚から吸収され脱毛を引き起こします。

製薬会社によると、これまでに眉毛のかゆみで、そこに新レスタミンコーワ軟膏を塗布して、眉毛が抜けたという報告があるそうです。まさに、抗ヒスタミン剤による眉毛の毛根の直撃です。こわい話です。

●タクトローション（商品名）（外用剤）

抗ヒスタミン剤入りのナーザルスキットNを使用して、円形脱毛症を発症した30代の女性は、そのときの円形脱毛症は治癒しました。しかし、その1年後に円形脱毛症が再発しました。

皮膚科で治療されるも効果なく、その間、アトピー性皮膚炎のかゆみを抑える目的で、タクトローションを3ヵ月間使用して、円形脱毛症が増悪していきました。結局、全頭脱毛にまで進行し、名古屋Kクリニックへ治療のために来院しました。

タクトローションを販売している製薬会社に問い合わせると、このローションによる脱毛は、まだ報告されていないそうです。

■クレマスチン（成分名）

●新ルルA（商品名）

この薬は、〝風邪にはルル〟のCMで、古くから〝風邪薬〟の代名詞的存在です。

風邪薬には、解熱鎮痛剤や抗ヒスタミン剤などの単一の成分のみが入った薬と、ともに配合された総合感冒薬とがあります。ロキソニンは前者で、新ルルAやプレコールなどは後者に該当します。

新ルルAなどには、解熱鎮痛剤としては、脱毛を引き起こさないアセトアミノフェンが配合されているのですが、鼻水や鼻づまりを改善する抗ヒスタミン剤として、クレマスチンが配合されています。

50代の男性は小学生のときに単発性の円形脱毛症を初発し、その後も、単発性の円形脱毛症を繰り返していました。いずれも、皮膚科の治療で改善したそうです。しかし、単発性の円形脱毛症は自然治癒することが多く、この場合も、皮膚科治療で治ったというよりは、自然治癒したのでしょう。

この男性は、新ルルAを服用して多発型の円形脱毛症を再発し、このときは皮膚科治療では治らず、名古屋Kクリニックに来院されました。IGF-1を増やす治療で、新ルルAに含まれるクレマスチンにより傷んだ毛の生え変わりが大量に起こりました。この場合も、円形脱毛症の既往を持つ人が、〝風邪薬〟に含まれる抗ヒスタミン剤の内服で発症した例です。

10代の男性は多発型の円形脱毛症を発症し、皮膚科や育毛サロンでも治らず、名古屋Kクリニックの1年3ヵ月間の治療で治癒しました（93ページ・写真19）。その後、皮膚のかゆみがあり、クロルフェニラミン入りの小粒タウロミンと新ルルAも内服して、円形脱毛症が再発しました。

風邪の症状があるときに、気軽に購入して飲める新ルルAのような薬も、本人、または両親に円形脱毛症の既往がある人は、服用すると円形脱毛症が再発する可能性が大です。

また、円形脱毛症の素因がはっきりしない人でも、脱毛症を起こすのが嫌な人は抗ヒスタミン剤が配合された風邪薬は、飲まないほうがよいでしょう。

■プロメタジン（成分名）

●ピーエイ配合錠（商品名）

プロメタジンという抗ヒスタミン剤が配合されたピーエイ配合錠は、サリチルアミドという解熱鎮痛剤も配合された総合感冒薬です。

40代の男性型脱毛症の男性は、風邪症状があり、抗生剤とピーエイ配合錠、フスコデ配合錠を医療機関で処方され、服用して2週間後に脱毛が確認されました（97ページ・写真21）。咳止めとして使用されるフスコデ配合錠にも、クロルフェニラミンという抗ヒスタミン剤が配合されており、この薬も脱毛に寄与していると考えられます。

40代の汎発性脱毛の女性も、フスコデ配合錠とピーエイ配合錠を服用し、生えていた産毛が抜けました（81ページ・写真13）。

これまでは、不治の病とされていた汎発性脱毛が、ＩＧＦ－1を増やす治療でせっかく改善していましたが、風邪薬で悪化しました。残念な話です。

製薬会社に問い合わせると、ピーエイ配合錠の服用で、これまでに1例の脱毛の報告がありました。症例は52歳の男性で、投与から3日後に円形脱毛症を発症したそうです。

■セチリジン（成分名）

●ジルテックドライシロップ（商品名）

8歳の女の子は、名古屋Ｋクリニックに来院する6ヵ月前に円形脱毛症を初発しました。

その1ヵ月前に、ジルテックドライシロップを1週間服用しています。同じ頃、かわいがってもらっていた祖父がなくなり、ジルテックドライシロップの服用と祖父の死というストレスにより、円形脱毛症が発症したものと考えられます。

その後、総合病院の皮膚科で紫外線治療やかぶれ治療を受けましたが、効果はありませんでした。

円形脱毛症発症3ヵ月後に髪の毛が生えてきましたが、再びジルテックドライシロップを服用し、その2週間後に脱毛し、このときは、眉毛と睫毛も抜けて全頭脱毛症から、体中のすべての毛を失う、汎発性脱毛に近い状態になりました（写真40）。

しかし、その後、IGF－1を増やす治療で改善しました。

ジルテックドライシロップの添付文書には、脱毛という副作用が記載されており、円形脱毛症の患者さんにこの薬を出すこと自体が、医師のミスであると思われます。

この薬を販売している製薬会社に問い合わせると、脱毛の報告は日本国内のみならず海外で

写真40　8歳・女子（汎発性脱毛）

頭頂部

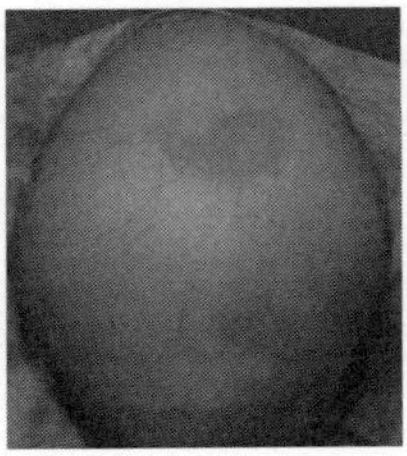

ジルテックドライシロップ服用後、
2週間で脱毛し、汎発性脱毛となる

もあるということでした。

■カルビノキサミン（成分名）

●パブロンSゴールド微粒（商品名）

70代の女性は、来院の3年前に円形脱毛症を発症しました。近くの皮膚科を受診し、塗り薬と抗ヒスタミン剤であるザイザルを処方され、脱毛症は悪化しました（写真41、治療前）。来院時、蛇行性脱毛の状態でした。IGF－1を増やす治療で、1年後に順調に改善しました（写真41、治療1年後）。

しかし、再三、注意していたにもかかわらず、

写真41　70代・女性（円形脱毛症）

後頭部

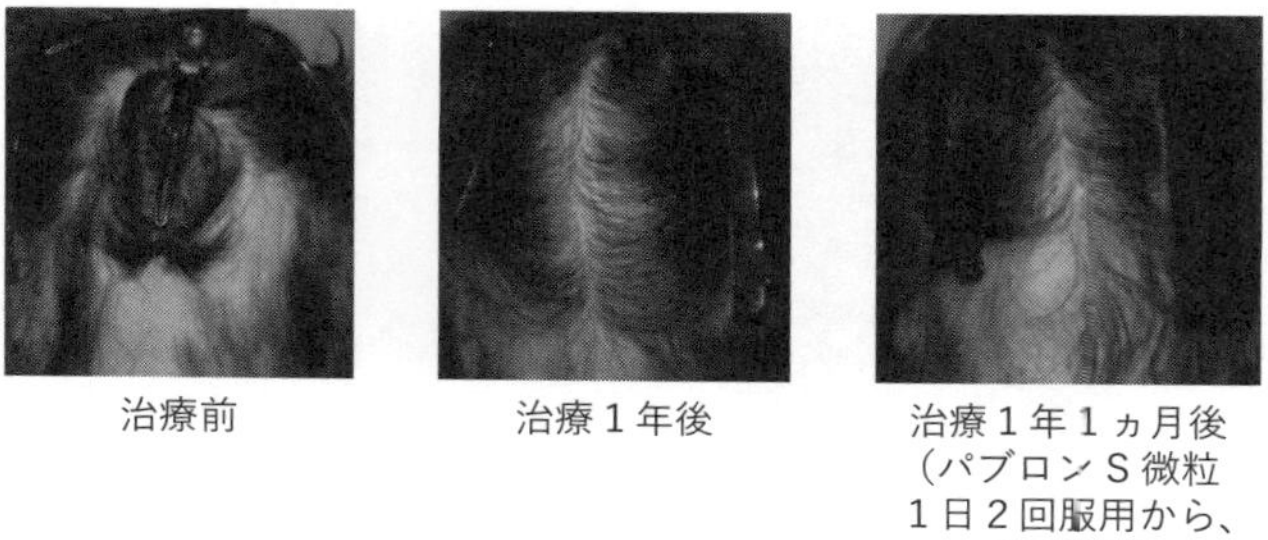

治療前　治療1年後　治療1年1ヵ月後（パブロンS微粒1日2回服用から、10日後）

風邪症状があり、総合感冒薬であるパブロンSゴールド顆粒を1日2回服用してしまいました。この薬に含まれている解熱鎮痛成分は、アセトアミノフェンで安全ですが、カルビノキサミンという抗ヒスタミン剤も含まれています。

服用後、抜け毛が増えたのを自覚し、10日後に明らかな脱毛が確認され、特に首の後ろで著明でした。治療によって、せっかく生えた毛が抜けて、落胆の表情は隠せませんでした。

この薬は、風邪薬として、CMでも有名なパブロンの商品のひとつで、まさか、この薬で毛が抜けるなどということは、誰も思いもしないでしょう。製薬会社に問い合わせたところ、まだ、この風邪薬による脱毛の報告はないということです。

■デスロラタジン（成分名）

●デザレックス（商品名）

30代の女性は鼻炎の症状があり、処方されたクロルフェニラミンという抗ヒスタミン剤の入ったセレスターナ（商品名）という薬を1日1錠7日間服用し、さらに、デスロラタジンという抗ヒスタミン剤が配合されたデザレックス（商品名）を、1日1錠2日間服用しました。

そして、その1ヵ月後に、円形脱毛症を発症しました（写真42）。

この女性は、中学3年生のときに円形脱毛症を起こしたことがありました。セレスターナは、その約半年前に、単独で服用していましたが、円形脱毛症を起こすことはなかったので、セレスターナとデザレックスの両方の相乗効果による脱毛と考えられます。

デザレックスを販売している製薬会社に、これまでの脱毛の報告の有無を問い合わせると、まだ発売されてあまり時間が経っていないこともあり、そのような報告はありませんでした。今後、他の抗ヒスタミン剤と同じく、脱毛の報告数は増えていくと

写真42　30代・女性（円形脱毛症）

前頭部

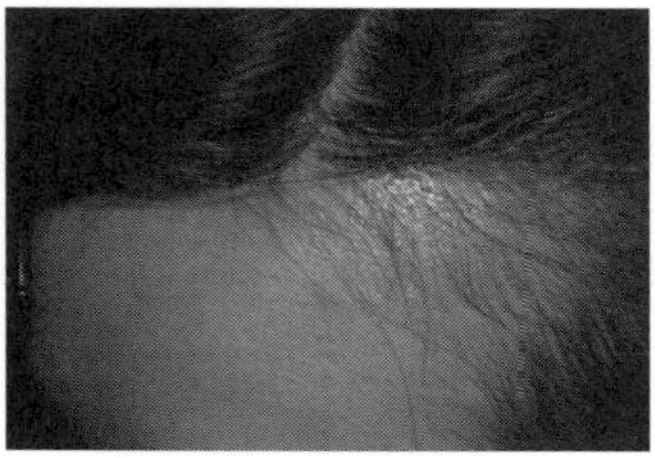

セレスターナ7日間、
デザレックス2日間の服用
1ヵ月後に円形脱毛症発症

考えられます。

このように、ひとつの抗ヒスタミン剤では脱毛が起こらずに、複数を使用して初めて起こることがあります。1種類の抗ヒスタミン剤で起こらなかったから、自分は大丈夫と考えずに、特に、円形脱毛症の既往がある人は、抗ヒスタミン剤の服用そのものを控えなければなりません。

■マレイン酸フェニラミン（成分名）

●アネロン（商品名）（酔い止め）

30代男性はタリオンで発症した円形脱毛症の治療に、さらにタリオンを使用され、著しく増悪しました。名古屋KクリニックでIGF－1を増やす治療を行い、白い産毛が生えてきました。

しかし、酔い止めであるアネロンを2回服用して、産毛が全部抜けてしまいました。

風邪薬以外にも、有名なトラベルミンなどの酔い止めの薬には、抗ヒスタミン剤が配合されているので注意が必要です。

■クロタミトン（成分名）

●メディクイックHゴールド（商品名）（外用剤）

この商品は頭皮湿疹などのかゆみをとるための、頭皮に直接塗る外用剤です。これまで、皮膚の湿疹や蚊に刺されたときのかゆみを取るために、抗ヒスタミン剤を皮膚に塗って、それが体内に吸収されて、頭皮のＩＧＦ-１を減らして、脱毛を引き起こす例はありました。しかし、抗ヒスタミン剤を直接、頭皮に塗るとどうなるのでしょうか?

20代の男性は後頭部に吹き出物ができて、この商品を、その部分に１日１回２週間塗布したところ、塗布部位に円形脱毛症が起こりました（写真43）。まさに、抗ヒスタミン剤による、頭皮直撃による脱毛と言えます。

写真43　20代・男性（円形脱毛症）

頭頂部

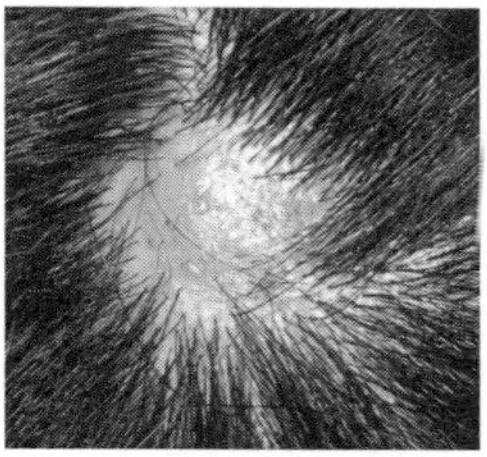

メディクイックＨゴールドを１日１回、
２週間、頭皮に塗布して発症

第５章

皮膚科で脱毛を引き起こす抗ヒスタミン剤がすすめられる理由

皮膚科の円形脱毛症診療ガイドラインでは、抗ヒスタミン剤の使用がすすめられている!?

抗ヒスタミン剤は、円形脱毛症を引き起こしたり、悪化させたり、また、再発させたりしますが、なんと、皮膚科では、この抗ヒスタミン剤が円形脱毛症の治療に使用されています。

２０１０年に日本皮膚科学会から円形脱毛症の診療ガイドラインが発表されています。その中には、〝カツラの着用〟がすすめられていることは、前述の通りです。これは、現在の皮膚科治療が、円形脱毛症に対していかに効果がないかを示しています。

しかし、それよりも驚くことは、この円形脱毛症診療ガイドラインでは、抗ヒスタミン剤の使用が治療としてすすめられていることです。この診療ガイドラインがあるために、皮膚科で抗ヒスタミン剤が、円形脱毛症の治療に使用されるのです。

円形脱毛症診療ガイドラインに記載されている抗ヒスタミン剤は、第２世代抗ヒスタミン剤という薬です。

抗ヒスタミン剤は、第1世代と第2世代に分けられ、第2世代の抗ヒスタミン剤は、第1世代のものに比べて脳内移行が少ないので、眠気が少ない、また、ヒスタミンH1受容体への阻害の選択性が高まっているので、抗コリン作用などの副作用が少なく、前立腺肥大などでも使用できるなどの特徴を持っています。

第2世代抗ヒスタミン剤の使用が、この診療ガイドラインですすめられている理由は、これらの薬が、アトピー性素因を有する円形脱毛症の改善に有用という報告があるからだそうです。

第2世代抗ヒスタミン剤の過半数には、脱毛の副作用がある

第2世代抗ヒスタミン剤には、成分名（商品名）で、ケトチフェン（ザジテン）、アゼラスチン（アゼプチン）、オキサトミド（セルテクト）、メキタジン（ゼスラン）、*エピナスチン（アレジオン）、*エバスチン（エバステル）、*セチリジン（ジルテック）、フェキソフェナジン（アレグラ）、*ロラタジン（クラリチン）、ベポタスチン（タリオン）、オロパタジン（アレロック）、*レボセチリジン（ザイザル）、デスロラ

タジン（デザレックス）などがあります。

これらの薬の中で、本書で脱毛を起こしたことが述べられているものには、傍線を引いています。また、薬の添付文書で、脱毛の副作用の記載があるもの、または、薬の市販後調査で脱毛の報告があるものには、＊をつけています。

このようにして見ると、第２世代抗ヒスタミン剤の過半数のものが、脱毛を引き起こすことがわかります。

患者さん自身がこれらの薬を服用しないように注意する

第２世代抗ヒスタミン剤の多くに、脱毛の副作用があることが知られているにもかかわらず、これらの薬は診療ガイドラインに沿って、皮膚科で円形脱毛症の治療に使われています。そして、その結果は、本書で述べた通りです。

私のクリニックの患者さんたちの話を聞くと、多くの患者さんが、毎年、春頃に円形脱毛症が悪化するのは、花粉症のせいだと思っていたそうですが、実は、花粉症の季節に抗ヒスタミン剤を服用するのが原因だったのです。

これらの抗ヒスタミン剤は、既存の皮膚科治療では治りにくい円形脱毛症を発症させ、また、悪化させます。場合によっては、脱毛を起こした人の人生の質をとりかえしのつかないほど低下させることになります。

皮膚科の医師が、これらの薬の危険性に気づかない以上、円形脱毛症の患者さん自身が、これらの薬を飲まないように注意するしかありません。

どんな人が風邪薬で毛が抜けやすいか？

風邪薬に入っている、アセトアミノフェン以外の解熱鎮痛剤や抗ヒスタミン剤は、すべての人で、ＩＧＦ－１を低下させると考えられます。

しかし、これらの風邪薬やそれに含まれる成分を使用した人のすべてに脱毛症が起こるわけではありません。

抜け毛が増えたり、また、髪の毛が細くなったりする程度で済む場合から、重症円形脱毛症などの脱毛症の発症や再発を起こす場合まで、さまざまな影響がみられるでしょう。

これまでの、風邪薬による脱毛の実例の発症状況から考えて、どのような人に風邪薬でひどい脱毛が起こりやすいかを以下に述べます。

・現在、脱毛症がある

円形脱毛症を発症している人が、風邪薬や湿布を含む痛み止めやかゆみ止めを使用すると、最もひどい脱毛（増悪）が起きます。

円形脱毛症を起こした人では、多くの場合、風邪薬の使用を中止しても、毛は生えてきません。さらに、皮膚科を受診しても、円形脱毛症に対する有効な治療法がないので、やはり、毛は生えてきません。

しかし、ＩＧＦ－１を増やす治療を受けると、毛は生えてきます。この場合、風邪薬で脱毛した場合の方が、そうでない場合よりも、生え変わる毛の数も多く、また、効果が現れるまでの時間も、明らかに長くなります。

男性型脱毛症や女性型脱毛症を発症している人でも、風邪薬を服用すると、抜け毛が増え増悪します。これらの場合も、薬の使用を中止しても、毛が生えてくることはありません。

しかし、ＩＧＦ－１を増やす治療を受けていると、脱毛は最小限に抑えられて、毛が細くなったり腰がなくなったりするだけで済み、風邪薬の使用を中止すれば、毛の状態は元に戻ります。

・脱毛症を起こしたことがある

男性型脱毛症や女性型脱毛症は、ＩＧＦ－１を増やす治療を受けている間は改善しますが、治療を中止すると、脱毛症が再燃します。

したがって、この方法による治療中でない限り、これらの脱毛症が過去にあって今はないということはありえません。

しかし、円形脱毛症は、軽症の場合（１ヵ所か２ヵ所のみの場合など）、ＩＧＦ－１を増やす治療を受けなくても、自然に治癒することがしばしばあります。

したがって、円形脱毛症の場合は、過去に起こしたことがあって、現在ではないという場合があります。このような場合、風邪薬で円形脱毛症が再発します。

・母親の父が薄毛（男性型脱毛症）であった男性

男性型脱毛症は遺伝しますので、母方の祖父が薄毛であった男性は、男性型脱毛症の素因を持つことになります。

このような男性では、風邪薬やかゆみ止めの使用で、男性型脱毛症が発症します。

・両親のどちらかに円形脱毛症の既往がある

円形脱毛症の患者さんの2割程度には、どちらかの親に円形脱毛症の既往がある、すなわち、遺伝性の素因を持つことが知られています。

このような場合、風邪薬で円形脱毛症が発症しやすくなります。

・円形脱毛症以外の自己免疫疾患がある

円形脱毛症では、他の自己免疫疾患を合併していることがしばしばあります。すなわち、円形脱毛症の既往や家族歴がなくても、その他の自己免疫疾患を有している場合には、風邪薬などで円形脱毛症を発症するリスクは高くなると考えられます。

名古屋Kクリニックでも、橋本病という慢性甲状腺炎、I型糖尿病、そして混合性結合組織病などの自己免疫疾患を有している患者さんに、ストレスや薬剤による円形脱毛症が発症しています。

・髪の毛が細くなり、腰がなくなっている女性

女性ホルモンはIGF－1を増やして髪の毛を増やし、また、髪の毛をきれいに保ちます。

更年期で女性ホルモンが減少してくると、薄毛までは行かなくても、髪の毛が細くなり、腰がなくなり、さらに抜け毛が増えるという女性型脱毛症の準備状態になります。

このような女性が風邪薬やかゆみ止めを使用すると、女性型脱毛症が引き起こされます。

また、前述のように、若年の女性でも、女性ホルモンは作れても、その分泌をコントロールする性腺刺激ホルモンの分泌異常により、このような髪の毛が傷んだ状態になっている場合は、風邪薬で毛が抜けやすくなります。

・大きなストレスを抱えている

一般に、病気はその素因を持った人に、いろいろな環境要因の変化（ストレス）が加わった場合に起きます。

円形脱毛症は、よくストレスだけで起きると考えられがちですが、そうではありません。この病気は自己免疫疾患であり、この病気の素因を有している人に、大きなストレスが加わると、それが引き金となって発症します。

ストレスのない人はいませんし、日常抱えているようなありふれたストレスでは、円形脱毛症は起こりません。

では、大きなストレスとは、一体、どのようなものでしょうか？

以前に、日本で行われた調査によると、大きなストレスというのは、1位は刑務所などへの拘留、2位が近親者の死、3位が離婚、4位が解雇、そして5位が夫婦の別居であるという結果が出ています。

名古屋Kクリニックの患者さんで、円形脱毛症発症の引き金となったストレスとしては、近親者の死亡、転職、仕事の多忙、引っ越し、入学・入園などの環境の変化、受験、および結婚などがあります。

しかし、ストレスで脱毛した患者さんの話をよく聞いてみると、このようなストレスがある場合、免疫力も下がり風邪をひきやすくなる、またアレルギーも悪化しやすくなるので、風邪薬や花粉症の薬を飲む機会もより増えています。

したがって、実際には大きなストレスによる円形脱毛症の発症においても、風邪薬などもその発症要因となっている場合が多いのです。

なぜ、今まで風邪薬で毛が抜けることが気づかれなかったのか？

これまで述べたように、風邪薬に含まれている解熱鎮痛剤や抗ヒスタミン剤のうちのいくつかの薬では、ここに述べた例以外にも脱毛が起こった例が報告されていることがわかりました。

しかし、名古屋Ｋクリニックを受診した人たちの中に、たったの5年間に、これだけ多くの風邪薬による脱毛例があったことから考えると、他の医療機関でも、もっと多くの脱毛例が報告されていてもおかしくはありません。

なぜ、風邪薬による脱毛が、見落とされていたのでしょうか？

原因として、以下の3つの理由が考えられます。

①気軽に飲んでいる風邪薬で脱毛するとは思ってもみない

皮膚科医が脱毛した患者さんを診ても、誰もが気軽に飲んでいる風邪薬で脱毛するとは思いもよらないでしょう。したがって、患者さんに問診で風邪薬を飲んだかどうかを尋ねることはないでしょう。また、患者さん自身も、風邪薬を飲むことが日常の中で特に変わったことではないので、脱毛の原因として申告もしないでしょう。

脱毛はストレスで起きると、頭から決め込んでいる医師も患者さんも多く、また、ストレスのない人はいないので、脱毛の原因を何らかのストレスのせいにしてしまうのでしょう。

しかし、製薬会社にもいくつかの報告があるので、風邪薬を飲んで明らかにひどい脱毛が起きて、その発症と薬剤服用の因果関係がはっきりしている場合に限り、医師が風邪薬によって脱毛した例として報告しているのでしょう。

本書の出版が契機となって、風邪薬やかゆみ止めの使用で、思いもよらない脱毛が起きる副作用に注意を払う医師が増えれば、今後さらに多数の脱毛の副作用報告がなされるでしょう。

②真の育毛のメカニズムが不明であった

これまで、育毛のメカニズムと言えば頭皮の血流が増えるなどの、漠然としたものしか知られていませんでした。つまり、本書で述べた〝痛み、かゆみ、そして熱さなどを感じる知覚神経を刺激すれば、育毛物質ＩＧＦ－１が増える〟という育毛のメカニズムは、広く知られてはいなかったのです。

このメカニズムを知っていれば、知覚神経の働きを落として、痛みやかゆみをやわらげる解熱鎮痛剤や抗ヒスタミン剤が、脱毛を引き起こすことは想像ができます。逆に考えれば、知覚神経機能を低下させるこれらの薬で、実際に脱毛が起こるということは、この育毛メカニズムが正しいことを示しています。

今後は、医師も患者さんもこの育毛メカニズムを理解して、脱毛の原因を考えていくと、これらの薬による脱毛の報告数がさらに増えてくるでしょう。

③従来の脱毛症治療では、明らかな効果がなかった

前述のように、男性型脱毛症の治療にはフィナステリドなどの治療薬剤がありますが、この薬には進行を抑える程度の効果しか期待できません。また、女性型脱毛症では、有効な治療方法はありませんでした。そして、円形脱毛症に至っては、単発性のものは自然治癒することが多いものの、多発型以上の重症のものでは有効な治療法がなく、皮膚科医がその治療を拒む場合さえあるというのが現実でした。

ところが、知覚神経を刺激してＩＧＦ－１を増やす治療では、すべてのタイプの脱毛症で明らかな効果がみられます。名古屋Ｋクリニックで治療を受ける患者さんのほとんどは、順調に改善していきます。したがって、その改善の途中で脱毛が起こった場合、何らかの原因が作用していることが容易に推測できるのです。

従来の治療では、脱毛症、特に、円形脱毛症と女性型脱毛症は、十分に改善しないので、脱毛が起きても治療が十分効いていないのではないかと考えて、その原因が風邪薬であるなどとは考えもしなかったでしょう。

痛みやかゆみなどの症状は、いったい何を意味するのか？

痛みやかゆみをやわらげる解熱鎮痛剤や抗ヒスタミン剤は、知覚神経の働きを低下させ、これらの症状を軽くするものの、ＩＧＦ－１を減らし脱毛を引き起こします。

しかし、痛みやかゆみを取ると、なぜ脱毛などの体に不都合なことが起きるのでしょうか？　痛みやかゆみなどの症状は、病気において、いったいどのような意味を持つのでしょうか？

痛みやかゆみは、体の中の異常を知らせるアラーム

痛み、発熱、そしてかゆみがあるときには、それらを引き起こす原因が体内に起こっていることを意味しています。

たとえば、風邪ではウイルス感染によって増えてくるプロスタグランジンが知覚神

経を刺激して、発熱や痛みを引き起こします。花粉症ではアレルギー反応により、肥満細胞から放出されるヒスタミンが、知覚神経を刺激して、かゆみや鼻水、そして鼻づまりなどを引き起こします。

これらの症状とそれらの原因との関係は、自動車の故障の場合にたとえてみると理解しやすいでしょう。

現代の自動車は、コンピュータにより、いろいろな部分の働きが制御されているので、どこかに故障が起きれば、すぐにアラームのサインが表示されます。運転手はアラームが出ていれば、故障の原因を確認して修理しなければなりません。

病気でこのアラームに相当するものが、痛みやかゆみなどの症状であり、故障がそれらの原因になっているウイルス感染やアレルギー反応なのです。すなわち、痛みやかゆみは体に炎症やアレルギー反応などの異常が起こっていることを知らせるアラームなのです。

痛み止めやかゆみ止めは、アラームの原因になっている障害は直さない

痛み止め（解熱鎮痛剤）やかゆみ止め（抗ヒスタミン剤）は、アラームの原因となっ

ている異常は直さず、アラームを消すだけの効果しかありません。痛みがやわらぎ、熱も下がり、そしてかゆみも軽くなれば、人は病気がよくなったと勘違いして、安静にせずに活動してしまいます。

これは、自動車で言えばアラームだけを消して、故障を直さずに運転してしまうという危険な状態に相当します。そして、厄介なことに、これらの薬はアラームの原因である異常をさらに悪くするのです。

痛み止めやかゆみ止めは症状をやわらげるが、それらの原因はむしろ悪くする

自動車の故障の際のアラームは、単に、故障があることを知らせるだけなのですが、人の場合の痛み、発熱、そしてかゆみは、そのアラーム以上の意味があります。

なぜなら、これらの症状は、知覚神経が刺激されて起こっているので、これらの症状が発現しているときには、ＩＧＦ－１も増えているのです。

すなわち、感染やアレルギーにより増えたＩＧＦ－１は、免疫力を上げてウイルスを追い出そうとしますし、また、アレルギー反応も改善させようとしているのです。

言い換えると、これらの症状は、アラームとしての意味のみではなく、体の治癒力

が発動していることをも意味しているのです（図8）。そして、痛み止めやかゆみ止めは、この治癒力の発動を阻害していることになります。

自動車で言えば故障は直さずに、アラームだけを消していることになりますが、その場合、アラームを消す操作が故障をさらに悪くしているとも言えます。

図８　解熱鎮痛剤や抗ヒスタミン剤は、風邪や花粉症の治癒を阻害する

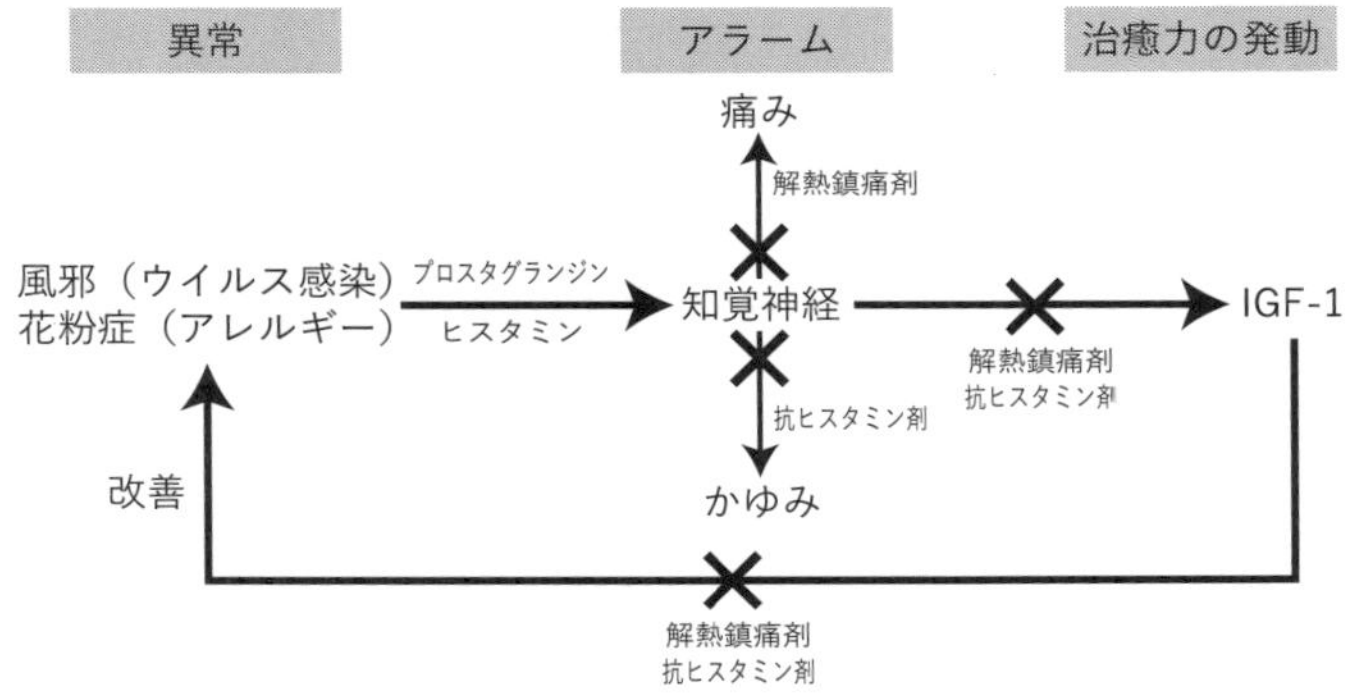

第6章

痛み止めやかゆみ止めが
引き起こす副作用

解熱鎮痛剤や抗ヒスタミン剤で起こりうる、これまでに知られていない副作用

ＩＧＦ－１は、育毛効果以外にも多くの重要な作用を持っています。前述のように、痛み止めやかゆみ止めはＩＧＦ－１を低下させるので、脱毛を起こす以外にも、以下に示すような多くの副作用を起こしうるのです。

・毛髪の質の悪化や薄毛

これまで述べたように、円形脱毛症や男性型脱毛症の素因のある人が、これら薬を飲むとＩＧＦ－１が減少し、脱毛症を発症します。

脱毛症の素因がない人でも、これらの薬の使用により、髪の毛が細くなる、腰やツヤがなくなる、さらには抜け毛が増えるなどが起こります。結果として、頭皮の地肌が目立ついわゆる薄毛の状態になります。

・風邪（感染症）が長引く

ＩＧＦ－１はナチュラルキラー細胞を活性化し、免疫力を高める作用を持っています。体温が上昇すると免疫力が高まることが知られていますが、ＩＧＦ－１は脂肪を燃焼させて熱産生を高め、体温を上げる作用も持っています。

すなわち、ＩＧＦ－１は、それ自体の作用と体温を上昇させる作用の両方によって、免疫力を高めるのです。また、感染症のときに増えてくるプロスタグランジンも発熱を起こすので、感染症におけるプロスタグランジンとＩＧＦ－１の増加は、免疫力を高めるという重要な意義をもっていることになります。

これらのことを考え合わせると、感染症において、解熱鎮痛剤によりプロスタグランジンとＩＧＦ－１の両方の産生を抑制すると、ＩＧＦ－１の低下と体温の低下により、免疫力が低下し、ウイルスや細菌による感染が長引くことが予想されます。

薬の副作用に詳しい医師の浜六郎氏の著書、『新版　のんではいけない薬』の中では、以下の事実が述べられています。

あるウイルスをウサギに感染させた場合、解熱鎮痛剤であるメフェナム酸（成分名）（これは、商品名がポンタールというよく使われる薬です）を投与されたウサギは、この薬を投与されなかったウサギに比べて、リンパ節中のウイルス量が、100〜1000倍多く死亡してしまいました。

また、ウサギ16匹に細菌を注射して感染を起こさせ、そのうちの9匹では細菌とともにアスピリン系の解熱鎮痛剤を投与し、残りの7匹には解熱鎮痛剤を投与しませんでした。

この実験の結果、解熱鎮痛剤が投与されていないウサギでは、最初は高熱がみられましたが、自然に解熱し、7匹中5匹（71・4％）が生存しました。ところが、解熱鎮痛剤が投与された9匹では、はじめは高熱は出ませんでしたが、途中から高熱を出し、9匹全部（100％）が死亡しました。

人の場合でも、インフルエンザで、解熱鎮痛剤が投与されなかった群では、症状が平均4・4日で消失したのに対して、解熱鎮痛剤が投与された群では、症状が消失するのに平均5・8日かかったことが報告されています。

このように、多くの人たちが風邪を治すと信じている〝風邪薬〟は、実は、免疫力を低下させ、風邪を悪くする薬なのです。

風邪の治療では解熱鎮痛剤を使用せず、同時に体を冷やさないように暖かくして、水分を十分に補給することが重要です。抗ウイルス剤や抗生物質は、必要に応じて短期間使用することは、ＩＧＦ－１の減少を引き起こしませんので問題はありません。

解熱剤の投与が必要な場合は、発熱による睡眠不足などで体力が消耗する場合や、また、乳児の熱性けいれんを起こしやすい場合などに限られるでしょう。

・花粉症の悪化

ＩＧＦ－１には、制御性Ｔ細胞というリンパ球の働きを高めて、自己免疫やアレルギー反応を抑制する作用があります（60ページ・図６）。

したがって、花粉症による鼻づまり、鼻水、および目のかゆみなどに対して、かゆみ止めである抗ヒスタミン剤を使用すると、ＩＧＦ－１が低下し、これらの症状は軽くなっても、それらの原因であるアレルギー反応は悪くなります。

そして、これらの薬の症状を抑える効果が切れると、症状の原因は悪くなっているので、症状はさらに重くなります。そうすると、また、抗ヒスタミン剤を使用しなければいけないという悪循環に陥ります。結局、花粉症で、抗ヒスタミン剤を使用すると、薬を使用しない場合に比べて、花粉症が長引くことになり、薬がやめられない薬漬けの状態になってしまいます。

事実、私のクリニックの患者さんでも、花粉症の薬を飲まなかった方では、症状がひどくならずに我慢できたというケースが多くみられました。このように、花粉症の薬をやめれば、花粉症が改善するという、極めておかしな状況が起こってくるのです。

・自己免疫疾患の発症や増悪

ＩＧＦ－１は、自己免疫を是正する作用をもっているので、ＩＧＦ－１を増やす治療で、円形脱毛症以外の自己免疫疾患も改善する可能性があります。このことは、円形脱毛症以外の、自己免疫疾患の素因を持っている人が、解熱鎮痛剤や抗ヒスタミン剤を使用して、ＩＧＦ－１が低下すれば、自己免疫疾患を発症する可能性を示しています。

たとえば、慢性関節リウマチのような自己免疫疾患にともなう関節痛などに、解熱鎮痛剤を使用すれば、痛みはやわらいでも原疾患は増悪することも考えられます。

・体重増加

抗ヒスタミン剤の副作用として、すでに知られているものに体重増加があります。しかし、なぜ抗ヒスタミン剤の服用で、体重増加が起こるのかはわかっていませんでした。

胃腸の知覚神経を刺激すると、満腹感が出ることがわかっています。胃酸には知覚神経刺激効果がありますし、また、脂っこいものを食べたときに、胆のうから脂肪の消化吸収のために分泌される胆汁の中の胆汁酸という成分が、小腸の知覚神経を刺激することもわかっています。すなわち、食事をすると増えた胃酸や胆汁酸の作用により満腹感が出てきます。

抗ヒスタミン剤は、知覚神経の機能を低下させるので、胃酸や胆汁酸などによる胃腸の知覚神経刺激効果が落ち、満腹感が得られにくくなります。そのために、抗ヒスタミン剤を服用すると多食するようになり、これが体重増加の原因となるのです。

・創傷治癒を遅らせる

ＩＧＦ－１は、皮膚の表面を覆う細胞である角化細胞を増やし、また、血管を新生させる作用を有するので、創傷治癒、すなわち、傷の治りを促進します。

怪我をして、傷が治ってくるとかゆみがでてくるのは、このときに知覚神経が過敏になってＩＧＦ－１が増えているためです。

したがって、解熱鎮痛剤や抗ヒスタミン剤の服用や塗布は、傷の治りを遅らせると考えられます。怪我をすると痛み止めが処方されることがありますが、これが傷の治りを悪くします。

・糖尿病などの生活習慣病の発症

ＩＧＦ－１には、糖尿病、高血圧、および高脂血症などの生活習慣病を改善させる作用があります。したがって、解熱鎮痛剤や抗ヒスタミン剤を長期に使用した際には、生活習慣病が発現しやすくなると考えられます。

具体的には、慢性的な膝関節痛や腰痛を持った人が長い期間に解熱鎮痛剤を服用する場合、また、湿布、塗り薬、または坐薬として使用する場合などです。また、慢性のアトピー性皮膚炎、花粉症、さらに気管支喘息などで、長期に抗ヒスタミン剤を服用する場合も、このような副作用が起こりうると考えられます。

・認知症のリスクの上昇、仕事の能率、学業成績の低下

ＩＧＦ－１は、記銘力と認知機能の中枢である海馬を活性化し、記銘力や認知機能を改善する作用を持っています。したがって、解熱鎮痛剤や抗ヒスタミン剤の常用は、認知症のリスクを高める可能性が高いと考えられます。

また、ヒスタミンは、覚醒の維持に重要な役割を演じているので、特に、抗ヒスタミン剤の長期間の常用は、仕事の能率や学業成績を低下させます。実際に、気管支喘息の治療で、抗ヒスタミン剤であるクラリチンを1年間服用し脱毛した男性は、この薬の服用中止で仕事の能率が上がったそうです。

このように、解熱鎮痛剤や抗ヒスタミン剤の長期間にわたる使用は、高齢者での認知症のリスクの上昇のみならず、若年者では、記銘力や記憶力の低下を起こし、学校の成績や仕事の能率などへの悪影響が懸念されます。

・骨粗鬆症

ＩＧＦ－１には、骨密度を高める作用があるので、風邪薬に配合されている解熱鎮痛剤や抗ヒスタミン剤の長期にわたる使用は、骨粗鬆症を引き起こす可能性があります。高齢者は腰痛などで、解熱鎮痛剤の配合された湿布などを常用することも多く、これにより加齢による骨粗鬆症がさらに加速されるでしょう。

・がんの発症リスクの上昇

ＩＧＦ－１は、がん細胞を攻撃するナチュラルキラー細胞を活性化します。また、解熱鎮痛剤は体温も下げるので、それによっても免疫力が低下します。

したがって、発がんリスクは、体温も下げる解熱鎮痛剤の常用のほうが、抗ヒスタミン剤の常用よりも高くなると考えられます。高齢者は膝関節痛や腰痛で、解熱鎮痛剤を長期間に使用することが多いので、発がんリスクが高くなると考えられます。

第７章

風邪のときに飲める安全な薬とは？

安全な薬を選ぶための基礎知識

風邪の症状のうち、発熱は免疫力を高めるために、咳は気道の異物を追い出すために、そして、鼻水やくしゃみは、それぞれ、鼻粘膜の異物を洗い流す、また、追い出すための生体反応です。のどの痛みなどは、ウイルスや細菌が感染した局所の知覚神経刺激による症状ですが、全身の筋肉痛などは、ウイルスや細菌の感染が重症で、全身の知覚神経が過敏になった結果として起こってくると考えられます。

このように、風邪のときのいずれの症状も知覚神経が刺激され過敏になって起こっている症状なので、同時にＩＧＦ－１も増えている状態（すなわち、治癒力が発動している状態）と考えられます。

これらを踏まえると、安全な風邪薬とは、ＩＧＦ－１を増やそうとしている生体の反応を抑制せずに、むしろ高めて原因であるウイルス感染を抑え、それにより二次的に症状を改善するというものになります。このような薬はもちろん脱毛は起こしませんし、むしろ、育毛を促進すると考えられます。

抗ウイルス剤などは、このような意味で安全な風邪薬ですが、現在は、インフルエンザウイルスに対する薬しかありませんので、他のウイルスによって起こる風邪では、効果がありません。

抗生物質は、病気の原因となっている細菌の増殖を抑制しますが、一方で、体に必要な乳酸菌などの善玉菌の増殖も抑制するので、長期の服用ではＩＧＦ－１を下げてしまいます。したがって、抗生物質は必要に応じた短期間の使用が望まれます。

発熱や痛み、また鼻水や咳などの症状が強く、また長く続くと、脱水や不眠などをともない体力を消耗し、全身状態を悪くする場合があります。そのような場合に限って、ＩＧＦ－１を減らさない解熱鎮痛剤の服用が適切と言えます。つまり、ＩＧＦ－１を減らさない解熱鎮痛剤や鼻炎の症状を軽減する薬が、風邪のときに服用できる安全な薬と言えます。このような作用を持つ薬として、解熱鎮痛剤ではアセトアミノフェン（成分名）が、鼻炎の薬ではプランルカスト（成分名）があります。

風邪の症状が軽い場合、解熱鎮痛剤は飲まずに（すなわち体温を下げずに）、逆に暖かくし、熱があれば水分を多めにとって経過を見るほうが、早く治るでしょう。

風邪をひいて医療機関を受診すると、医師は「体を冷やさないように、温かくして、安静にしておいてください」と言います。しかし、その一方で熱を下げる解熱鎮痛剤を処方します。これは、明らかに矛盾です。風邪症状で体力を消耗する場合に限って、解熱鎮痛剤を使う意義があります。

飲んでも安全な解熱鎮痛剤

風邪で熱を下げる必要がある場合は、ＩＧＦ－１を低下させないアセトアミノフェンのみを含む解熱鎮痛剤（市販薬では商品名タイレノール、処方薬では商品名カロナールなど）の内服、または、坐薬として使用することがすすめられます。

ただし、体温が高いほうが免疫力も高くなるので、不必要に解熱させずに、発熱や痛みの症状が強く、体力を消耗する場合に限って使用するべきでしょう。同時に、水分を十分に補給して、暖かくしておく必要があることは言うまでもありません。

腰痛や筋肉痛などに対して使用する場合も、アセトアミノフェンがよいでしょう。しかし、アセトアミノフェンの鎮痛効果は弱いので、この薬の効果を感じられない人もいるかもしれません。そのような場合は強力な鎮痛剤を用いるのではなく、別の方法で痛みの原因を取り除くことが必要です。

鼻水や鼻づまりなど、鼻炎の症状に対する治療薬

ロイコトリエンという物質は、ヒスタミンと同じく、アレルギー反応によって肥満細胞という細胞から放出されます。そして、気管支を収縮させ、また血管の透過性を高めるため、気管支喘息の症状の悪化や鼻水の症状などを引き起こします。

知覚神経の表面にも、ロイコトリエンの受容体があり、ロイコトリエンは知覚神経を刺激する作用を有しており、この事実は、ロイコトリエンがＩＧＦ－１を増やす可能性を示しています。

気管支喘息やアレルギー性鼻炎などの症状の軽減を目的として、ロイコトリエンの作用を抑える抗ロイコトリエン剤が開発されました。しかしロイコトリエンは知覚神経を刺激してＩＧＦ－１を増やすと考えられるので、抗ロイコトリエン剤はアレルギー症状を軽減すると同時に、ＩＧＦ－１を低下させると考えられます。

抗ロイコトリエン剤のひとつであるモンテルカスト（成分名）を含むキプレスやシングレアという薬剤が、脱毛を引き起こすことが判明しました。この事実はモンテル

カストが知覚神経の機能を抑制し、ＩＧＦ－１を減らしている可能性を強く示します。

プランルカスト（成分名）は抗ロイコトリエン剤のひとつで、これが配合された商品はオノンという薬で医療機関で処方されます。この薬も、主に気管支喘息やアレルギー性鼻炎の治療に使われます。プランルカストの効果は、脱毛を起こす抗ヒスタミン剤のように即効性ではなく、ゆっくりと表れてきます。

前述のように、抗ロイコトリエン剤のひとつであるモンテルカストは、知覚神経刺激を抑制するので、ＩＧＦ－１を減らして脱毛を引き起こします。しかし、プランルカストは、それ自体が知覚神経を刺激して、ＩＧＦ－１を増やす作用があることが、私の研究で判明しました。

男性型脱毛症の20代の男性は、ＩＧＦ－１を増やす治療を行っているときに、気管支喘息の治療の目的で、抗ロイコトリエン剤であるモンテルカスト（成分名）を含むキプレス（商品名）を処方され、その1ヵ月後に脱毛が確認されました（写真44）。そこでキプレスをオノンに変更したところ、その後、脱毛が改善しました。

これらの事実は、同じ抗ロイコトリエン剤でも、プランルカストを含む薬剤はＩＧＦ－１を低下させず、脱毛を引き起こさないことを示しており、風邪や花粉症の鼻炎に対しても、副作用なく使用できると考えられます。

なぜ、プランルカストにIGF－1を増やす作用があり、モンテルカストにはないのか、その理由はわかりません。プランルカストにはてんかんの発作を抑えることが報告されていますが、モンテルカストにはそのような報告はなく、この2つは同類の薬ですが、作用に違いがあるようです。なお、オノンの後発医薬品も発売されています。

写真44　20代・男性（男性型脱毛症）

頭頂部

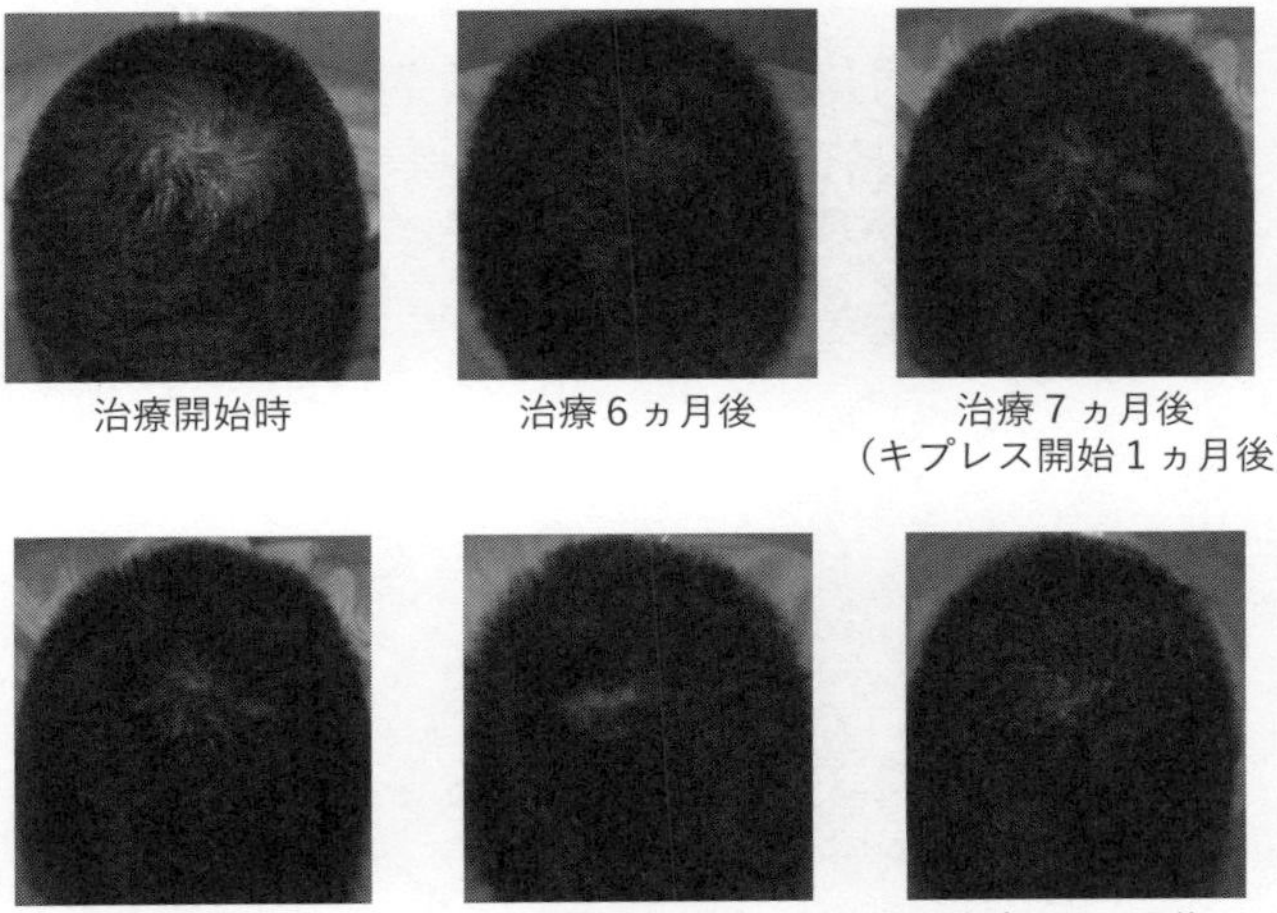

治療開始時 / 治療6ヵ月後 / 治療7ヵ月後（キプレス開始1ヵ月後）

治療7ヵ月後（オノンへ変更1ヵ月後） / 治療8ヵ月後（オノンへ変更2ヵ月後） / 治療10ヵ月後（オノンへ変更4ヵ月後）

ウイルス感染、風邪の症状にも効果が期待できるセファランチン

ＩＧＦ－１は免疫力を上げる作用と、プロスタグランジンを低下させずに炎症を抑える作用を持っています。したがって、風邪のときに服用する薬がＩＧＦ－１を増やす作用を持っていれば、抗ウイルス作用と抗炎症作用を同時に発揮し、徐々にですが、副作用なく感染と発熱や痛みなどの症状を改善させると考えられます。

このように、理想的な風邪薬とは、安全にＩＧＦ－１を増やす薬なのです。このような意味では、セファランチンという薬が風邪の治療には最も適しています。

セファランチンは、古くて新しい薬

セファランチンはもう80年近く、さまざまな病気の治療に使用されている薬です。台湾に自生するタマサキツヅラフジという植物の根から抽出されたビスコクラウリ

ン型アルカロイドという物質を含んでおり、副作用もありません。8ヵ月の赤ちゃんの自己免疫による血小板減少症に対して、1日20㎎（1錠が1㎎なので、1日20錠、もしくは1％散剤で2g）を服用しても副作用もなく、治療効果が認められています。

セファランチンには、非常に多くの効能があることが知られています。そして、最新の医学的知識でその効能のメカニズムが初めて説明でき、これからもさまざまな病気の治療に使用できると考えられます。そのような意味で、セファランチンはまさに古くて新しい薬と言えます。

セファランチンの効能は多岐にわたる

ＩＧＦ－１は健康維持や病態改善に重要な多くの作用を持っています。これまでに知られているセファランチンの効能は大変幅広く、そのため、セファランチンは放射線による白血球減少、円形脱毛症、滲出性中耳炎、およびマムシ咬傷などの治療に用いられています。

ＩＧＦ－１は、造血を高める作用、自己免疫を抑制する作用、および抗炎症作用など、多岐にわたる作用を持っているので、セファランチンはＩＧＦ－１を増やして、その治療効果を発揮している可能性があります。

セファランチンがＩＧＦ－１を増やすメカニズムとは？

予想通り、動物実験でセファランチンはＩＧＦ－１を増やすことが判明しました。では、そのメカニズムはどうなっているのでしょうか？

知覚神経を刺激すればＣＧＲＰが放出され、ＩＧＦ－１が増えます。したがって、セファランチンがＩＧＦ－１を増やすのであれば、この薬も知覚神経を刺激している可能性があります。

ところが、セファランチンを服用しても、唐辛子を食べたりカプサイシンを服用した後のような、胃が熱くなったりする知覚神経の刺激症状はありません。このことは、セファランチンが直接知覚神経を刺激するような作用は持っていないことを示唆しています。では、セファランチンはどのようにして知覚神経を刺激するのでしょうか？

知覚神経には
その感度を高める仕組みがある

私の研究の結果、セファランチンは知覚神経を直接刺激するのではなく、その感度を高めてＩＧＦ－１を増やすことが判明しました。

カプサイシンが知覚神経のカプサイシン受容体である Transient receptor potential vanilloid 1（ＴＲＰＶ１）に作用すると、細胞内のカルシウム濃度（[CA2+]i）が上昇し、ＣＧＲＰの放出がおこります（図９）。

しかし、カプサイシンがなくても、体内には、胃酸、ヒスタミン、セロトニン、

図９　セファランチンが知覚神経の感度を高める機序

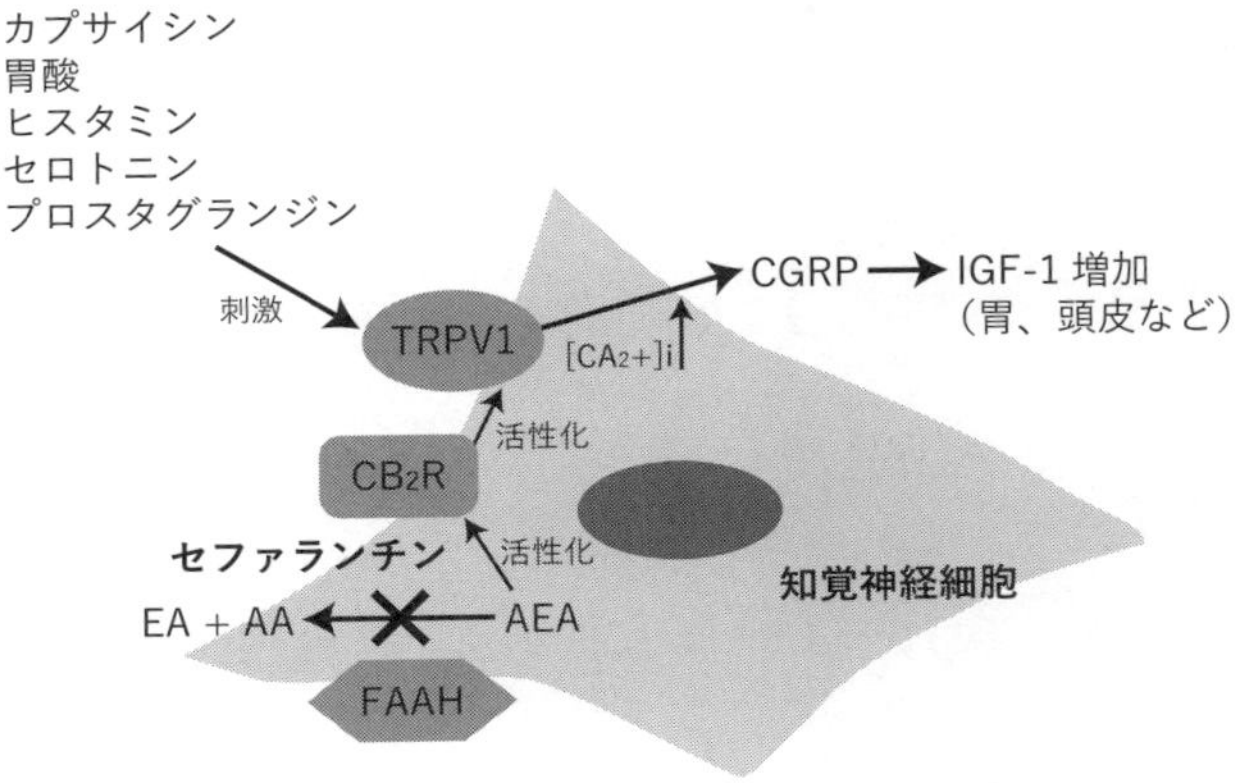

およびプロスタグランジンなどの、知覚神経を刺激する物質が存在するので、知覚神経はこれらの物質の作用により、体内で常にCGRPを作って放出しています。

知覚神経は、内因性のマリファナとも呼ばれるアナンダマイド（AEA）という物質を作っています。AEAは、その受容体であるカンナビノイド受容体2（CB_2R）を活性化します。図9に示したように、CB_2Rが活性化されると、カプサイシン受容体TRPV1が、さらに活性化されます。すなわち、細胞内のAEA濃度が高くなれば、知覚神経は刺激されやすい状態になるということになります。

AEAは、AEAを分解する酵素である脂肪酸アミド水解酵素（FAAH）により、エタノールアミン（EA）とアラキドン酸（AA）に分解されます。したがって、FAAHの作用を阻害すれば、AEAの細胞内濃度が上昇し、CB_2受容体の活性化を経て、知覚神経が刺激されやすくなる、すなわち、その機能（感度）が高まるということになります。

セファランチンは知覚神経の感度を高めてIGF―1を増やす

セファランチンがアナンダマイドの知覚神経細胞内の濃度を高めれば、この物質は知覚神経の感度を高めることになります。

そこで、セファランチンのアナンダマイド分解酵素であるＦＡＡＨの活性に対する影響を調べてみると、セファランチンはＦＡＡＨの活性を抑えることが判明しました。

ちなみに、赤ワインに含まれるポリフェノールのひとつであるレスベラトロールも、ＩＧＦ－１を増やすことを私は報告しましたが、レスベラトロールもセファランチンと同じく知覚神経の感度を高めて、ＩＧＦ－１を増やしその健康効果を発揮します。

これらの結果をまとめると、セファランチンは直接知覚神経を刺激する作用は持っていませんが、体内のいろいろな知覚神経刺激物質に対する知覚神経の感度を高め、結果として、体内のＩＧＦ－１を増やしその多彩な効果を発揮していると考えられます（１８７ページ・図９）。

セファランチンは免疫力を高め、かつ自己免疫を抑制する

ＩＧＦ－１には、ナチュラルキラー細胞というがん細胞を攻撃する細胞を活性化する以外にも、免疫反応を正常化する制御性Ｔ細胞を活性化する作用があります（60ページ・図６）。

前者の作用で免疫力が上がり、後者の作用で自己免疫が抑制されます。セファランチンは、知覚神経細胞の機能を高め体のIGF－1を増やすので、その結果として免疫力を上げかつ自己免疫を抑制すると考えられます。

事実、セファランチンは、乳がん、悪性黒色腫、および悪性リンパ腫で、既存の治療と併用して、それらの予後を改善することが報告されています。また、セファランチンは、自己免疫疾患である円形脱毛症の治療に適応が認められています。

セファランチンの効果を発現させるためには大量投与が必要

セファランチンの保険診療で認められている投与量は1日6㎎までです。この根拠は、はっきりしていません。しかし、これまでに報告されたセファランチンの治療効果は、大量投与によるものが多いのです。

たとえば、円形脱毛症と同じく自己免疫疾患で、血小板の減少が引き起こされる慢性型の特発性血小板減少性紫斑病（ＩＴＰと省略されます）でも、セファランチンの1日20～60㎎投与で副作用もなく病態が改善しています。セファランチンはＩＧＦ－1を増やすことで、このＩＴＰも改善していると考えられます。

ＩＴＰでは、1日当たり、体重1㎏当たり2㎎のセファランチンの投与で、安定した治療効果を発現しています。すなわち、体重が50㎏の人であれば、1日当たり、セファランチンは１００㎎投与されることになります。

また、再発する口内炎や眼のブドウ膜の炎症を引き起こし、失明することもある難病のベーチェット病の治療においても、1日当たり30～75㎎のセファランチン投与で、多くの症例の口内炎を抑制したことが示されています。

中には、1日150㎎のセファランチン投与で改善した例も報告されています。

名古屋Ｋクリニックの治療においても、60代女性の皮膚筋炎という自己免疫疾患が疑われる症例で、セファランチンの1日60㎎投与で38℃以上あった発熱がなくなり、発疹も改善されています。

自己免疫疾患ではありませんが、手のひらや足の裏に慢性の膿がたまった小疱が発現する掌蹠膿疱症という病気があります。セファランチンの1日20㎎、3ヵ月間の投与で、20代女性の掌蹠膿疱症が改善しました（写真45）。セファランチン投与によるIGF－1増加の結果、慢性炎症が改善されたためと考えられます。

これまでに、セファランチン大量投与による重篤な副作用は報告されていません。

セファランチン大量投与は重症の円形脱毛症でも効果

セファランチンのIGF－1増加作用により、免疫系が正常化して自己免疫疾患も改善されることから、名古屋Kクリニックではカプサイシンとイソフラボンのサプリメントに加えて、セファランチンの大量療法（1日40～150㎎）を行い、3歳から70歳代までの、既存の治療では治らなかった重症の円形脱毛症（全身の毛が抜ける汎発性脱毛も含めて）

写真45　掌蹠膿疱症の改善（20代・女性）

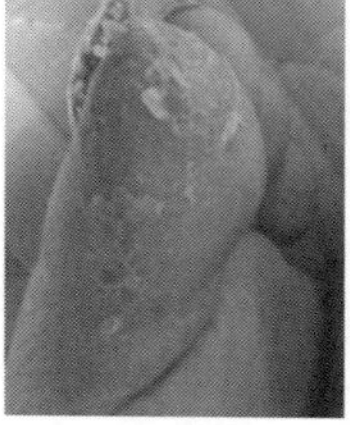

治療前

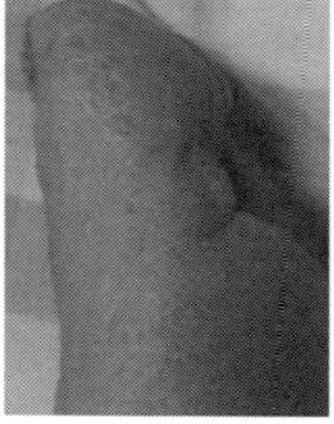

治療3ヵ月後

に効果を認めています。やはり、副作用はありません。

セファランチン大量投与は風邪の治療にも有効

セファランチンを大量投与されている円形脱毛症の患者さんからは、以前のように風邪をひかなくなった、家族がインフルエンザにかかっても自分だけはかからなかった、風邪をひいても軽く済んだなどという声を聞きます。ＩＧＦ－１が増えれば、自己免疫の是正以外にも免疫力が高くなるので、風邪をひきにくくなるのでしょう。

セファランチン投与による免疫力の増強のためには、言い換えれば、風邪のときに服用して効果を期待する量は、症状に応じて１日20～40mgが適当でしょう。

セファランチンの副作用とされる消化器症状は、なぜ発現するのか？

セファランチン投与では、重篤な副作用は認められないことは述べましたが、比較的多く認められるのは食欲不振です。これは、胃腸の知覚神経が刺激されると満腹感が発現するので、セファランチンが胃腸の知覚神経の感度を高めて、食欲を落としていると考えられます。

このような消化器症状がでることも、セファランチンが胃腸の知覚神経の刺激を促進している可能性を強く示しています。

安全な痛み止め、かゆみ止めにはどのような薬があるか？

風邪以外の慢性の痛みに対して、また、かゆみをともなうアトピー性皮膚炎を含む発疹やアレルギー性結膜炎に対しては、どのような薬がＩＧＦ－１を低下させずに、安全に使用できるのでしょうか？

●慢性の頭痛、神経痛、および腰痛などに対して

附子《ぶし》（成分名）を含むアコニンサン（商品名）

附子とは、毒性をもつトリカブトの塊根を乾燥させたもので、この成分を加工処置

によって毒性を減じたものが、生薬であるアコニンサン錠（商品名）です。

この薬剤に含まれるアコニチンアルカロイドと総称される成分中のメサコニチンという物質が、プロスタグランジンを減少させず、痛みの中枢に作用して鎮痛効果を発揮します。この薬はＩＧＦ－１を減らしません。これまでに、関節リウマチ、三叉神経痛、舌痛症、および癌性疼痛などに効果が認められています。

実際に、慢性の頭痛をもつ円形脱毛症の患者さんに、この薬を服用してもらうと、徐々に頭痛は軽減されます。さらに、この薬の服用で、頭痛発作時、単独ではあまり効かなかったアセトアミノフェンのみを含む痛み止めでも効果がでたという症例もあります。

●眼のかゆみや乾燥感（ドライアイ）などに対して
レバミピド（成分名）を含むムコスタ点眼液（商品名）

レバミピドは知覚神経の刺激を促進してＩＧＦ－１を増やすことが、私の研究で判明しました。レバミピドは、古くから胃炎や胃潰瘍の治療薬として用いられており、この作用も胃のＩＧＦ－１を増やすことによると考えられます。

レバミピドを含む点眼薬は、ムコスタ点眼液（商品名）として医療機関で処方されます。この点眼液は、ＩＧＦ－１を増やし、その炎症やアレルギー反応を抑制する作用を介して、花粉症などにともなう眼のかゆみを軽減すると考えられます。

また、ＩＧＦ－１は、睫毛が生えている毛穴からの皮脂の分泌を促進します。分泌された皮脂が、眼球の表面を覆い涙の蒸発を防ぐので、ドライアイの症状が改善されます。したがって、ムコスタ点眼液はＩＧＦ－１を増やし、その抗炎症作用や皮脂の分泌促進作用により、アレルギー性結膜炎やドライアイを改善すると考えられます。

●虫刺されや湿疹など皮膚のかゆみに対してＩＧＦ－１を増やす成分を含む外用剤

これは市販の外用剤ではなく、名古屋Ｋクリニックで育毛や美肌のための化粧品として作成した外用剤です。この外用剤には知覚神経を刺激して、ＩＧＦ－１を増やすカプサイシンやその他の自然の知覚神経刺激成分が配合されています。

アトピー性皮膚炎、虫刺され、また湿疹などの治療に使用される、市販または医療機関で処方される外用薬には、ステロイドや抗ヒスタミン剤が入っています。

これらは一時的に炎症やかゆみは軽減しますが、その原因になっている病態は改善しないので、根本的な治療薬にはなりません。そのため、それらの効果が切れると、また、ひどい炎症やかゆみが再燃します。

そして、これらの薬を塗るということを、延々と繰り返して行くことになります。まさに〝薬漬け〟の状態です。薬を売る側はよいのかもしれませんが、患者にとっては困った事態です。

ステロイドの外用は皮膚を薄くしますし、その皮膚からの吸収を考えると、広い範囲での長期の使用には、全身の副作用も考慮しなければなりません。特に、抗ヒスタミン剤は、皮膚から吸収されて体内のＩＧＦ－１を減らすので、脱毛やその他の副作用を引き起こします。

慢性の皮膚の炎症を改善するためには、知覚神経を刺激しなければならない

かゆみや炎症がある部分は知覚神経が過敏になっており、ＩＧＦ－１が増えている部分です。その病変を根治させるためには、さらに知覚神経を刺激してＩＧＦ－１を増やさなければならないのです。このような意味では、カプサイシンを含む外用剤を塗布することが必要です。

かゆみや炎症による発赤がある部分に、カプサイシンなどを含む外用剤を塗ると、かゆみや痛み、そして発赤は一過性に強くなりますが、その後に、病態は改善し治癒していきます。写真46は長年アト

写真46　30代・男性
（男性型脱毛症／アトピー性皮膚炎）

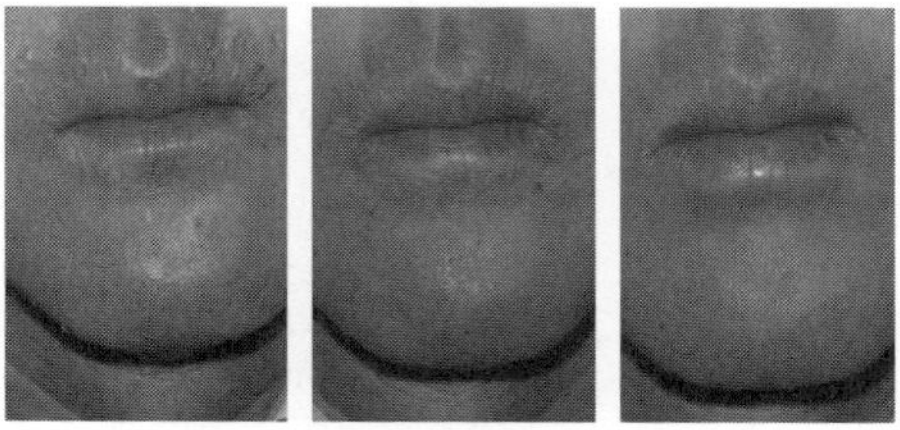

治療前　治療１ヵ月後　治療２ヵ月後

ピー性皮膚炎で悩み、ステロイド外用剤から逃れられなかった男性の、カプサイシンなどを含む外用剤の治療効果です。出血をきたすほどのアトピー性皮膚炎が、このジェルの塗布により徐々に改善していくのがわかります。この男性は、ステロイドからの離脱に成功しました。

カプサイシンを含む外用剤の塗布で、育毛と小顔効果、ニキビも改善

カプサイシンを含む外用剤を塗布すると皮膚のIGF－1が増えて、炎症が改善されますが、他にも育毛や肌の弛みが改善されて小顔になるなどの効果がみられます。これはIGF－1が育毛以外にも肌の老化を改善する作用を持っているからです。

写真47は、男性型脱毛症の50代男性の額の上に、

写真47　60代・男性（男性型脱毛症）

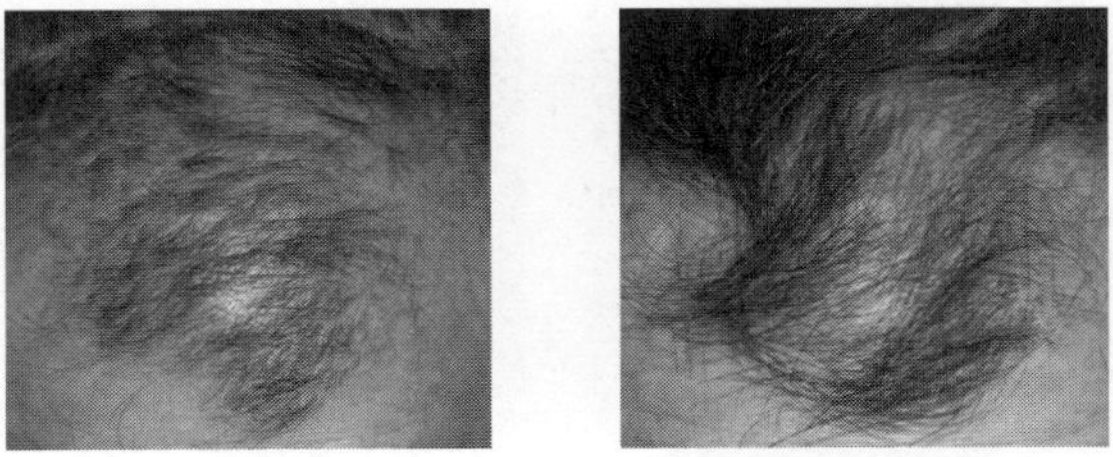

塗布前　　塗布4ヵ月後

カプサイシンを含む外用剤を5ヵ月塗布した際の育毛効果を示しています。この外用剤の塗布で毛が太くなり、また、増えていることが確認できます。

写真48は、カプサイシンを1週間顔に塗った30代女性の顔の変化を示しています。明らかに頬のたるみがとれ小顔になり若返っています。そして、よく見ると額の吹き出物も改善しています。ニキビで困っている人がこの外用剤を塗ると改善します。

このように、カプサイシンの塗布は皮膚の知覚神経を刺激し、IGF－1を増やし、アレルギー反応や炎症を改善し、また、育毛や肌の老化の改善効果を示します。

写真 48　カプサイシンを含む外用剤の顔への塗布の効果

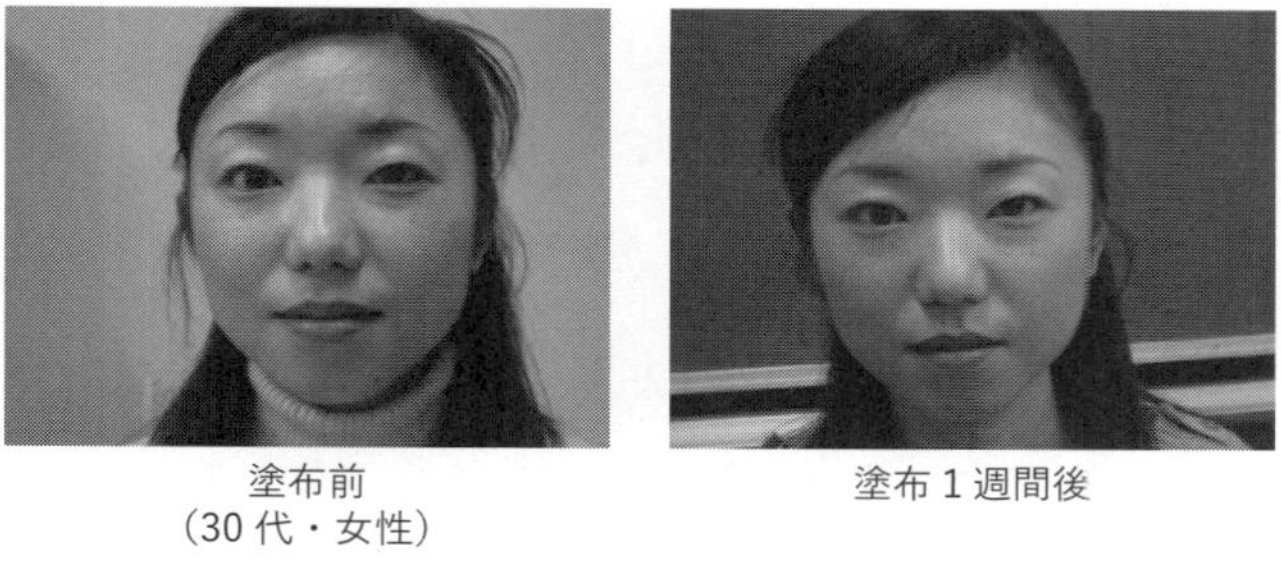

塗布前
（30 代・女性）

塗布 1 週間後

第8章

風邪薬以外の毛が抜ける薬、毛が生える薬

風邪薬に含まれる解熱鎮痛剤やかゆみ止め（抗ヒスタミン剤）以外にも、知覚神経の働きを低下させることで、ＩＧＦ－１を減らして脱毛を引き起こす薬があります。それらの薬を脱毛した実例とともにご紹介します。

●片頭痛治療薬

スマトリプタン（成分名）を含むスマトリプタン「日医工」（商品名）

この薬は、スマトリプタンを含むイミグラン（商品名）という薬の後発医薬品で、他にもスマトリプタン「Ｘ」（Ｘは、販売する製薬会社により異なる名称）があります。

片頭痛の痛みを引き起こすセロトニンはＩＧＦ－１を増やす

片頭痛が起こるときには、まず脳の血管が縮み（攣縮《れんしゅく》と言います）、脳血流が減少することによる症状（たとえばチカチカとする光のようなものが見えるなど）が起こります。この前駆症状に引き続いて、脳と頭蓋の血管が拡張しますが、このときにズキンズキンといった拍動性の頭痛が起こります。これが片頭痛です。この血管の拡張を起こす物質のひとつがセロトニンです。

知覚神経にはセロトニンの受容体があり、セロトニンは知覚神経を刺激することでも血管を拡張させるのですが、同時にＩＧＦ－１を増やす作用も持っています。

スマトリプタンはセロトニンの作用を阻害する

スマトリプタンを含む薬剤は片頭痛の痛みをとるためのものです。スマトリプタンは、セロトニンによる血管拡張を抑制して片頭痛を軽減します。しかし、セロトニンは知覚神経を刺激してＩＧＦ－１を増やすので、スマトリプタンは血管の拡張は抑えますが、同時にＩＧＦ－１を低下させてしまうのです。

スマトリプタンにより男性型脱毛症が悪化

男性型脱毛症の60代男性は、長く片頭痛に悩まされていましたが、ＩＧＦ－１を増やすサプリメントで、発作回数が激減していました。IGF－1には血管を拡張させる作用があり、片頭痛の前に起こる血管の攣縮を防ぐので、片頭痛発作を抑えるのです。他にもIGF－1を増やす治療で片頭痛が改善した例があります。

あるとき、男性に片頭痛の発作が起こり、スマトリプタン「日医工」50㎎を2日間服用しました。すると、その2日後くらいに脱毛が始まり、服用から1ヵ月後に脱毛が確認されました（写真49）。

スマトリプタン「日医工」を販売している製薬会社に、この薬による脱毛の報告の有無を問い合わせたところ、50歳の男性が片頭痛でスマトリプタンを皮下注射された後に脱毛したという報告があったそうです。そして他にも数例の脱毛の報告も受けたそうです。

写真49　60代・男性（男性型脱毛症）

頭頂部

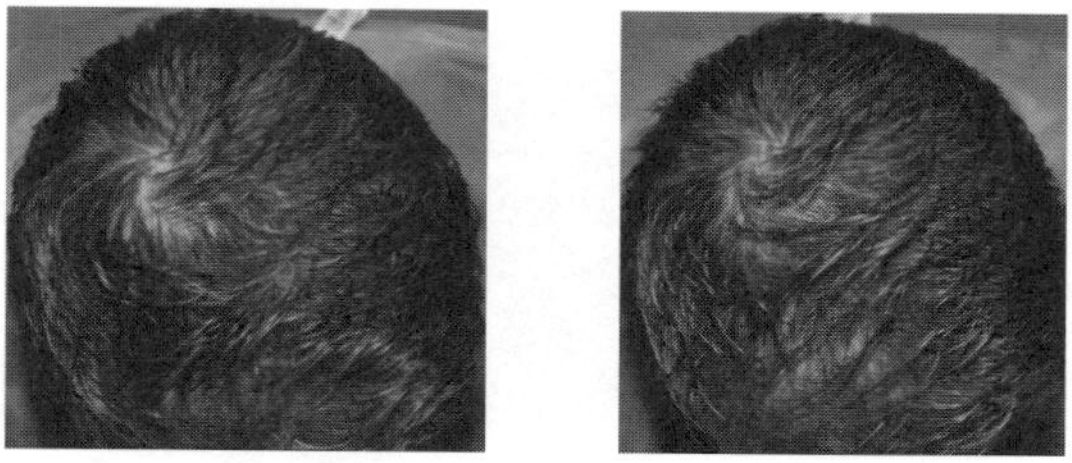

スマトリプタン服用前　　スマトリプタン服用1ヵ月後

●神経痛治療薬

プレガバリン（成分名）を含むリリカ（商品名）

この薬は痛みを感じる知覚神経が刺激されるのを抑え、神経痛を軽減する作用を発揮すると言われています。たとえば、ヘルペスウイルスによる帯状疱疹の後の神経痛などの治療に用いられます。

もう少し詳しく言えば、知覚神経が刺激されるとカルシウムイオンが知覚神経内に流入し、その痛みが脳へ伝えられますが、この薬はこのときのカルシウムイオンの流入を抑えます。しかし、痛みやかゆみを感じる知覚神経を刺激すればＩＧＦ－１が増えるので、プレガバリンはＩＧＦ－１を減らすと考えられます。

他の自己免疫疾患をもつ女性が円形脱毛症を発症

60代の女性は眼の奥が痛むような頭痛があり、リリカが処方されました。リリカを服用して約2ヵ月後に、美容室で円形脱毛症があることを指摘されました。両親にも円形脱毛症の既往はなかったのですが、この女性は円形脱毛症と同じ自己免疫疾患で、甲状腺に慢性の炎症が起きる橋本病を患っていました。

円形脱毛症そのものの既往はないものの、自己免疫疾患を起こしやすい体質をもっていたために、この薬で円形脱毛症が起こったと考えられます。自己免疫疾患の既往がある人は、風邪薬や痛み止めを服用すると、円形脱毛症を起こしやすいでしょう。

リリカを販売している製薬会社に問い合わせると、この薬の効果を試す臨床試験で2例、市販後3例の脱毛の報告がありました。市販後に報告された3例では、リリカを服用して3週間から1ヵ月で脱毛が起こっていました。

■抗アレルギー剤：モンテルカスト（成分名）

●キプレス（商品名）

この薬はロイコトリエンという物質の作用を抑える薬です。ロイコトリエンはアレルギー反応や炎症の形成にも関与しますが、一方で、知覚神経を刺激するのでＩＧＦ

－1を増やします。したがって、この物質の作用を抑える抗ロイコトリエン剤は、IGF－1の増加を抑制し脱毛を引き起こすと考えられます。

抗ロイコトリエン剤のひとつであるモンテルカスト（成分名）は、鼻水や鼻づまりなどの鼻炎の症状や気管支喘息の症状を軽減します。モンテルカストを含む薬剤は、キプレスという商品名で医療機関で処方されます。

男性型脱毛症の20代の男性は、IGF－1を増やす治療中、気管支喘息の治療の目的でキプレスを処方され、1ヵ月後に脱毛が確認されました（183ページ・写真44）。キプレスの添付文書には、すでに脱毛の副作用が示されています。2012年2月には、キプレスの使用上の注意の改訂として、40代女性が気管支喘息でキプレスを服用し、投与218日目から脱毛が認められ、投与中止後57日目で脱毛がなくなった例が付け加えられています。

●シングレア（商品名）

この薬剤も、キプレスと同じく、モンテルカストを含む抗ロイコトリエン剤です。

30代の女性は咳がひどく、また、胸の筋肉痛まで出現したので、抗ヒスタミン剤であるアレグラとシングレアが、1週間処方され服用しました。次の1週間は解熱鎮痛剤であるロキソニン、モーラステープと咳止めを1週間処方されました。

その後、美容室で円形脱毛症が発見されました。皮膚科での治療が無効で、その1年後には全身の毛を失う汎発性脱毛にまで進行しました。

これだけ多くのIGF－1を低下させる薬を処方されれば、円形脱毛症の最重症型である汎発性脱毛にまで至ることも納得できます。

シングレアの添付文書には脱毛の副作用が記載されています。さらに、この薬を販売している製薬会社に市販後の脱毛の報告の有無を問い合わせると、円形脱毛症3例、そして脱毛29例の報告があることがわかりました。

●緑内障治療点眼液

ブリンゾラミド（成分名）を含むエイゾプト懸濁性点眼液（商品名）

眼の角膜、水晶体、および硝子体など血管のない組織は、血液の代わりに房水で養われています。緑内障は眼圧が上昇する病気ですが、房水の量が眼圧を決定するので、緑内障の治療では房水ができるのを抑えるか、また、房水の排泄を促進するかで、房水の量を減らす試みがなされます。

房水は毛様体という組織で作られますが、この組織の炭酸脱水酵素という酵素が房水の産生に重要な役割を演じています。ブリンゾラミドはこの酵素の働きを抑え、房水の量を減らすので、緑内障の治療に使用されます。ところが、炭酸脱水酵素は知覚神経にも存在し、ＩＧＦ－１を増やす過程に重要な関与をしています。

知覚神経は痛みや熱さの他にも、組織の炭酸ガス（二酸化炭素）濃度を感知するセンサーの役割を有しています。組織の血流が低下すると、組織への酸素の供給が悪くなり、二酸化炭素が組織に蓄積します。このような状態になると、知覚神経は血流を増やすことで酸素の供給を増やし、また、組織の二酸化炭素を除去しようとするシステムを発動させるのです。この作用に重要なのが知覚神経にある炭酸脱水酵素です。

炭酸脱水酵素は二酸化炭素を炭酸に変えますが、できた炭酸が知覚神経周辺を酸性にします。知覚神経は酸性環境で刺激されやすくなり、ＩＧＦ－１が増えます。ＩＧＦ－１は血管拡張作用を有しており、組織血流を増やします。口の中に傷があるとき、酸っぱいものを食べるとしみることからも、知覚神経が酸性になると刺激されることがわかります。

余談ですが、炭酸ヘッドスパでは、上述と同じメカニズムで炭酸が頭皮のＩＧＦ－１を増やし、育毛や美髪などの効果が表れると考えられます。炭酸水を飲用しても同様の機序で、胃の知覚神経が刺激され体内の組織でＩＧＦ－１が増えるでしょう。

炭酸脱水酵素の働きを抑えるプリンゾラミドを含む点眼薬は、エイゾプト懸濁性点眼液という商品名で処方され、緑内障の治療に使われます。知覚神経の炭酸脱水酵素の働きが抑えられれば、ＩＧＦ－１が減り脱毛が引き起こされる可能性があります。

60代の女性は全頭脱毛の治療中に、眼科で緑内障の治療のためこの点眼薬を処方されました。使用から３ヵ月後に、脱毛が確認されました（写真50）。

写真 50　60 代・女性（全頭脱毛症）

後頭部

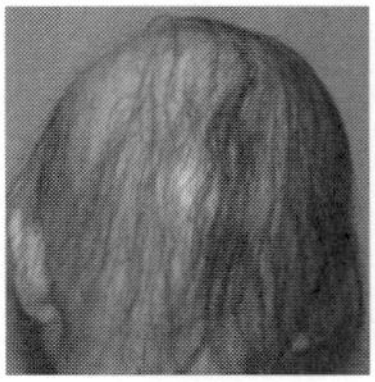

エイゾプト
使用１ヵ月前

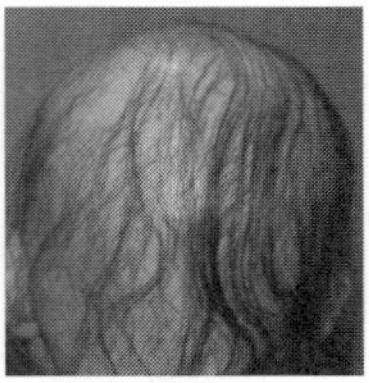

使用開始時

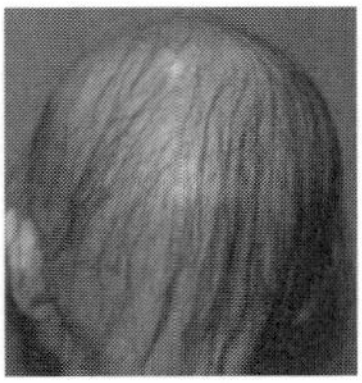

使用３ヵ月後

エイゾプト懸濁性点眼薬は、炭酸脱水酵素の働きを抑えて、ＩＧＦ－１を減少させ脱毛を引き起こすと考えられます。エイゾプト懸濁性点眼液の添付文書には、すでに脱毛の副作用の記載があります。製薬会社によると、これまでに５例の脱毛の報告があるということです。

●仮性近視の治療に使われる点眼薬
トロピカミド（成分名）を含むミドリンＭ（商品名）

眼のレンズ（水晶体）の厚さは、毛様体筋の収縮・弛緩で調節される

眼の水晶体は、近くの物を見るときには厚くなり、遠くの物を見るときには薄くなります。水晶体の厚さを調節するのが毛様体筋です。毛様体筋は、水晶体を引っ張って固定している靭帯に付着しています。

水晶体は、靭帯により、常に外側に引っ張られた状態になっていますが、毛様体筋が水晶体の中心に向かって収縮することにより、靭帯の張力が弱まり、水晶体は厚くなります。逆に、毛様体筋の弛緩により靭帯の張力は強くなり、水晶体は薄くなります。

そして、毛様体筋を収縮させるのが、副交感神経です。副交感神経は、アセチルコリンという物質を放出して、筋肉を収縮させます。

仮性近視の治療には、眼の毛様体筋を弛緩させる目薬が使用される

仮性近視とは、近くの物を見る時間が長くなり、そのため、眼のレンズ（水晶体）が厚くなった状態が長く続き、遠くの物が見えにくくなった状態です。したがって、できるだけ、遠くを見る時間を長くして、毛様体筋を弛緩させ、この筋肉を休ませることが必要になります。

遠くを見る代わりに、毛様体筋を休ませてはどうかという考えで使用される目薬が、トロピカミドという成分を含むミドリンＭ（商品名）です。トロピカミドはアセチルコリンの働きを抑えて、毛様体筋を弛緩させるので、遠くを見ているのと同じ状態を作り出せると考えられ、仮性近視の治療に用いられているようです。

トロピカミド点眼後、約10日で、円形脱毛症が発症した10歳女児

10歳の女児は、仮性近視の治療のためにトロピカミドを眼科で処方され、使用し始

めて10日後に、円形脱毛症を発症しました。その後、さらに、この目薬を処方され、円形脱毛症は悪化していきました。この女児とその両親には、円形脱毛症の既往はなく、この目薬を使用して、初めて円形脱毛症を起こしました。

前述のように、副交感神経から放出されるアセチルコリンは、体全体のＩＧＦ－Ｉを増やす上で重要ですから、トロピカミドを点眼して、それが眼から体内に吸収されて、全身に分布し、ＩＧＦ－Ｉを減少させ、円形脱毛症を引き起こしたと考えられます。

◆胃腸薬

胃炎や消化性潰瘍を治療する薬には、胃酸の分泌を抑制する薬（胃酸分泌抑制剤）と胃のプロスタグランジンを増やすことで、粘液、血流などの胃粘膜の防御因子を増やす薬（胃粘膜防御因子増強剤）とがあります。前者は胃の炎症がある部分で、胃酸による痛みや病変の増悪を抑え、後者は胃のプロスタグランジンを増やしてＩＧＦ－1を増やし、胃の炎症を治癒させます（２１４ページ・図10）。

●プロトンポンプ阻害剤

オメプラゾール（成分名）を含む

オブランゼ（商品名）

胃炎や胃潰瘍、また逆流性食道炎を治療する薬のうち、胃酸の分泌を抑える薬は脱毛を引き起こす可能性があります。これは胃酸が胃の知覚神経を刺激してＩＧＦ－１を増やす作用をもっているからです。

胃薬でＩＧＦ－１を減らす可能性がある薬は、胃酸の分泌を抑えるプロトンポンプ阻害剤やＨ２ブロッカーというグループの薬です。

特に、プロトンポンプ阻害剤が、胃酸の分泌を強力に抑えるので、脱毛を引き起こしやすいと考

図 10　胃炎、および胃潰瘍のできるメカニズムと胃薬の作用点

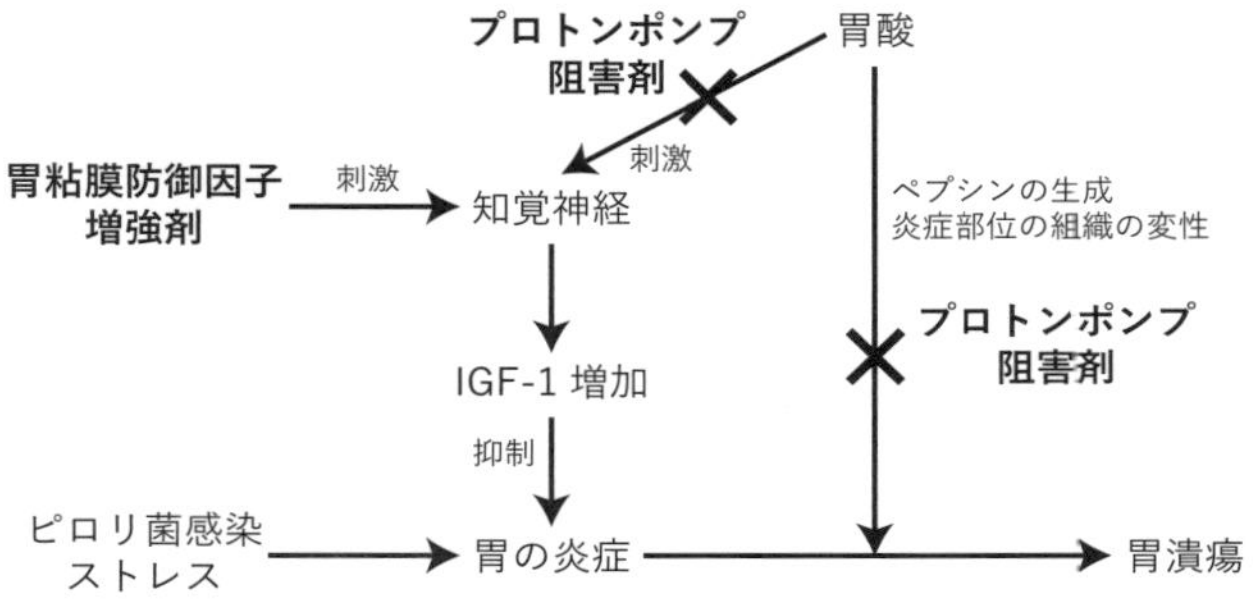

えられます（図10）。

60代の男性は、明らかな誘因なく円形脱毛症を発症しました。

このとき、逆流性食道炎があり、オメプラゾール（成分名）を含むオブランゼ（商品名）というプロトンポンプ阻害剤を7年間服用していました。

IGF－1を増やす治療を行いましたが、オブランゼを服用している期間（治療3ヵ月後まで）は治療に反応せず、円形脱毛症は増悪していきました（写真51）。

しかし、この薬を中止するとその後の3ヵ月は明らかに治療に反応し、脱毛症は改善していきました。

写真51　60代・男性（円形脱毛症）

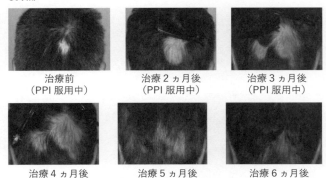

PPI：プロトンポンプ阻害剤　（強力な胃酸分泌阻害薬）

後頭部

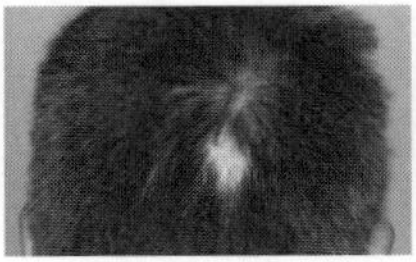
治療前
（PPI服用中）

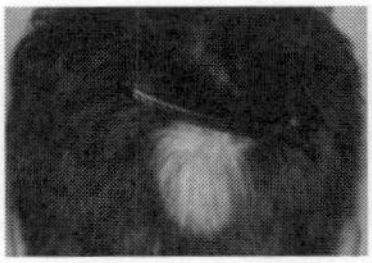
治療2ヵ月後
（PPI服用中）

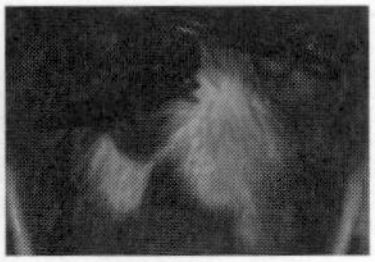
治療3ヵ月後
（PPI服用中）

治療4ヵ月後
（PPI中止後1ヵ月）

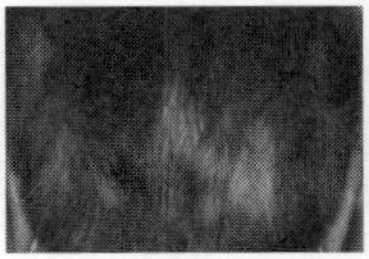
治療5ヵ月後
（PPI中止後2ヵ月）

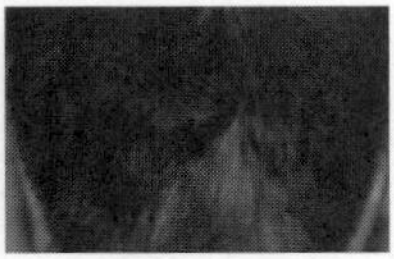
治療6ヵ月後
（PPI中止後3ヵ月）

プロトンポンプ阻害剤のうち、オメプラゾール（成分名）（商品名：オメプラール、オブランゼなど）、ラベプラゾール（成分名）（商品名：パリエットなど）、ランソプラゾール（成分名）（商品名：タケプロンなど）、およびエソメプラゾール（成分名）（商品名：ネキシウムなど）などには、それらの添付文書に副作用として脱毛が認められることが記載されています。

ボノプラザン（成分名）を含むタケキャブ（商品名）の添付文書には、脱毛という副作用の記載はありませんが、この薬を販売している製薬会社に問い合わせると、市販後に2例の脱毛の報告があるそうです。結局、すべてのプロトンポンプ阻害剤は、おそらくＩＧＦ－１を減らすことで脱毛を引き起こすと考えられます。

ＩＧＦ－１には脳の海馬の神経細胞を刺激して、認知機能を改善する作用、および骨密度を高める作用があります。

プロトンポンプ阻害剤の服用で、認知症のリスクが高まること、また骨粗鬆症が起こってくることが報告されており、この薬が全身のＩＧＦ－１を減少させる可能性は高いと考えられます。

Ｈ２ブロッカーの中では、シメチジン（成分名）（商品名：タガメットなど）のみの添付文書に脱毛の副作用の記載があります。したがって、Ｈ２ブロッカーは、プロトンポンプ阻害剤ほどは、ＩＧＦ－１を減らさないであろうと考えられますが、長期の服用ではＩＧＦ－１が減少する可能性があります。

これらの胃酸分泌を抑制する薬、特にプロトンポンプ阻害剤は、重症の胃十二指腸潰瘍の急性期に限って、強い腹痛や十二指腸の穿孔、および出血を防ぐために使用する意義はありますが、数ヵ月以上などの長期に服用することは避けるべきでしょう。長期に服用する場合は、ＩＧＦ－１を増やす胃粘膜防御因子増強剤がすすめられます。

◆降圧剤

本態性高血圧の治療に用いられる降圧剤には、多くの種類のものがあります。その中には、知覚神経の働きに影響を与える、言い換えればＩＧＦ－１の産生に影響を及ぼす薬があります。なぜ、そのような降圧剤があるか、その理由を知るためには、まず、本態性高血圧の病態と知覚神経との関わりを理解する必要があります。

ヒトの本態性高血圧のモデル動物で、高血圧の研究に古くから使われている自然高血圧発症ラットという動物がいます。自然高血圧発症ラットでは、高血圧の他に糖尿病や認知機能の低下が認められています。そして、最も注目すべきことはこの動物では知覚神経の機能低下（熱さや痛み刺激に鈍感）と、ＩＧＦ－１の低下も認められるということです（図11）。

ＩＧＦ－１は血圧を正常化する作用以外に、糖尿病や認知機能の改善作用を持っているので、この動物にみられる高血圧、糖尿病、そして認知機能の低下は、ＩＧＦ－１の低下が原因で、さらに、その原因が知覚神経機能の低下であると考えられます。なぜ、この動物では、知覚神経機能が低下するのでしょうか？

自然高血圧発症ラットの知覚神経の機能低下は、以下のような機序で起こってきます（図11）。この動物の知覚神経細胞では、血圧を上げる仕組みであるレニン・アンジオテンシン系というシステムが、遺伝的に活性化されています。

レニン・アンジオテンシン系が活性化されると、アンジオテンシンⅡという物質が作られます。この物質は血管を収縮させて血圧を上げますが、それ以外に知覚神経自身に作用してやはり昇圧物質であるアドレナリンを大量に作らせます。大量のアドレナリンは血管を収縮させる以外に、知覚神経自身に作用してその機能を低下させ、結果としてＩＧＦ－1を減らすのです。

これまで、アンジオテンシンⅡやアドレナリンは直接血管を収縮させて血圧を上げると考えられてきました。しかし、私の研究でわかったように、これらの昇圧物質は知覚神経の機能を

図11　正常ラットと自然高血圧発症ラットの知覚神経機能の違い

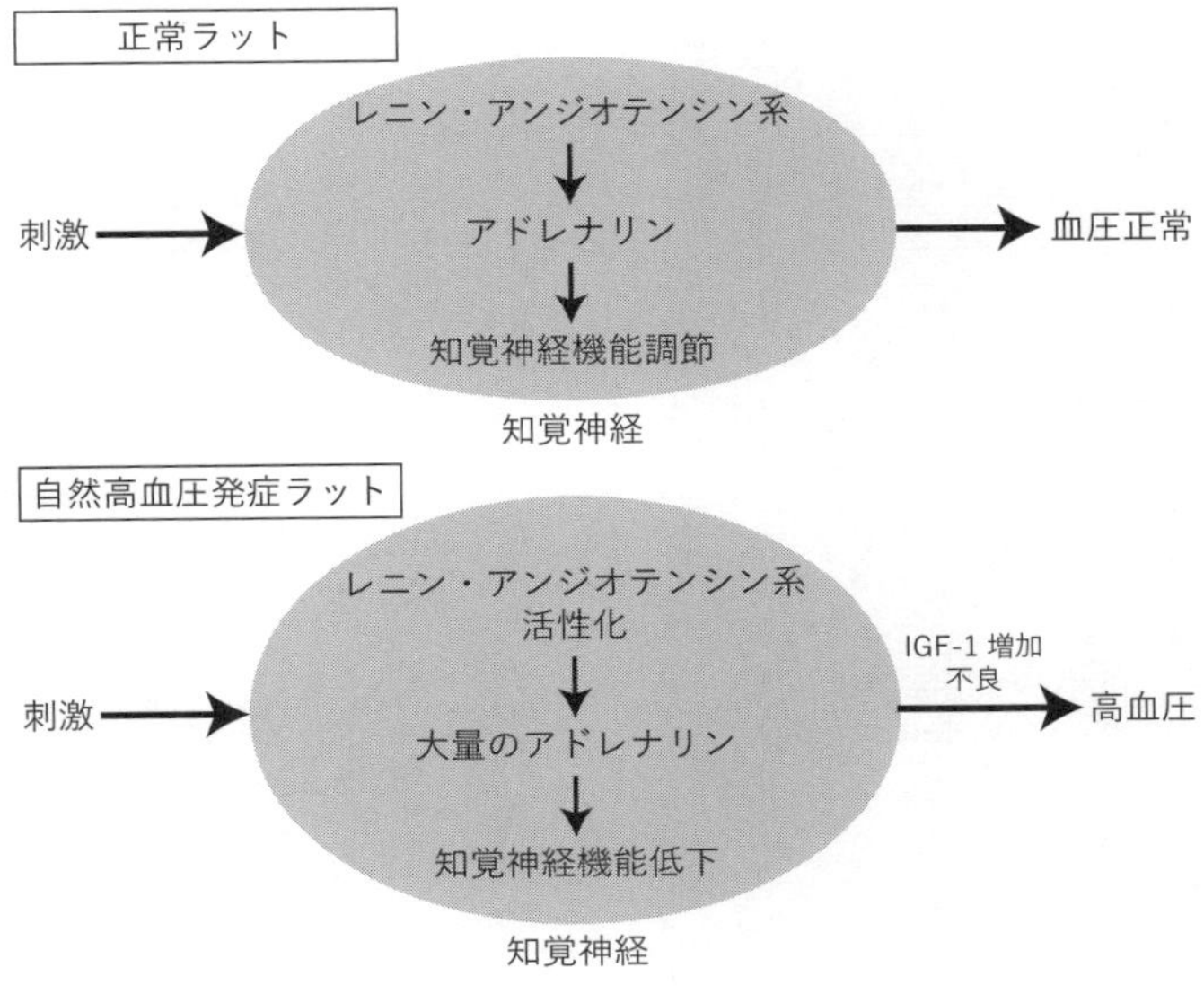

低下させることによって、血圧を正常化させるＩＧＦ－１を減らし血圧上昇に関与しているのです。

自然高血圧発症ラットにカプサイシンを投与して知覚神経を刺激すると、血液中のＩＧＦ－１濃度の増加と血圧の低下が起こります。これらの事実を考え合わせると、本態性高血圧の根本的な原因は知覚神経機能低下に起因するＩＧＦ－１の減少であり、知覚神経を刺激すれば高血圧が改善されることが示唆されます（図11）。

本態性高血圧の患者は、正常血圧の人に比べて血液中のＩＧＦ－１濃度が低下しています。一方、カプサイシンとイソフラボンのサプリメントを摂取した人たちの中の高血圧の人では、血液中のＩＧＦ－１が増加し血圧が正常化しました。しかし、サプリメントを摂取した正常血圧の人たちでは、血液中ＩＧＦ－１濃度も血圧も変化しませんでした。これらの事実は、ヒトの本態性高血圧でも知覚神経の機能低下によりＩＧＦ－１が減少し、高血圧や認知機能低下、さらに糖代謝異常などが起こっている可能性を示します。

ＩＧＦ－１は糖尿病や高脂血症を改善する作用、すなわち、生活習慣病の改善作用をも持っています。本態性高血圧ではＩＧＦ－１が低下しており、これが、本態性高血圧に生活習慣病が合併しやすい理由です。したがって、本態性高血圧の治療に用いる理想的な降圧薬とは、ただ、血圧のみを低下させるのではなく知覚神経を刺激してＩＧＦ－１を増やし、血圧も正常化させるが、また生活習慣病のリスクも下げる薬です。このような薬が、育毛も促進する作用を有するのですが、逆に、降圧剤の中にはＩＧＦ－１を減らしてしまう薬もあります。

以下に、現在、使用されている降圧剤で、脱毛を引き起こす可能性のある薬を示します。

●カルシウム拮抗剤

アムロジピンという成分を含むアムロジン（商品名）

日本で最もよく使われる降圧剤は、カルシウム拮抗剤と呼ばれる血管を拡張させて、血圧を下げる薬です。

この薬は血圧を早く下げるので多くの医師が使いたがります。ところが、この薬も本態性高血圧の治療において症状だけをやわらげる、すなわち、血圧だけを下げ根本的に病気を治さない薬、すなわち、ＩＧＦ－１を増やさず逆に減らしてしまう可能性のある薬なのです（図12）。

緊急時の血圧上昇（たとえば、血圧の上昇が著明で、激しい頭痛や吐き気などが認められる場合）には、このような薬剤を使用する意義は大きいのですが、常用するには問題があります。

ストレスや本態性高血圧などの病態で、交感神経の緊張により血管が収縮して血流障害が起こると酸素の供給が低下し、組織で二酸化炭素や乳酸などの知覚神経を刺激する物質が増えます。その結果、これらの物質が知覚神経を刺激してＩＧＦ－１が増え、血流が増加します。

ところが、カルシウム拮抗剤のような血管を拡張する降圧剤は、血管の収縮を起こりにくくするため、血流低下による知覚神経刺激を起こしにくくします。これらの結果として、カルシウム拮抗剤を服用していない場合に比べて、ＩＧＦ－１が増えにくくなることが考えられます（図12）。言い換えれば、カルシウム拮抗剤のような血管拡張剤は、ヒトの持つ血管を開くチカラ、すなわち、ＩＧＦ－１を増やすチカラを低下させてしまうと考えられるのです。

　そのために、この薬は脱毛を引き起こす可能性があります。事実、カルシウム拮抗剤である、アムロジピン（成分名）を含むアムロジン（商品名）という降圧剤の服用で、薬の承認時以降に88例の脱毛の報告があります（２０１７年８月時点）。また、前述の浜六郎氏の著書には、カルシウム拮抗剤の常用で糖尿病の悪化やがんの増加が起こることも述べられています。

　しかし、カルシウム拮抗剤のな

図12　本態性高血圧の病態形成における知覚神経の役割と降圧剤のそれに対する影響

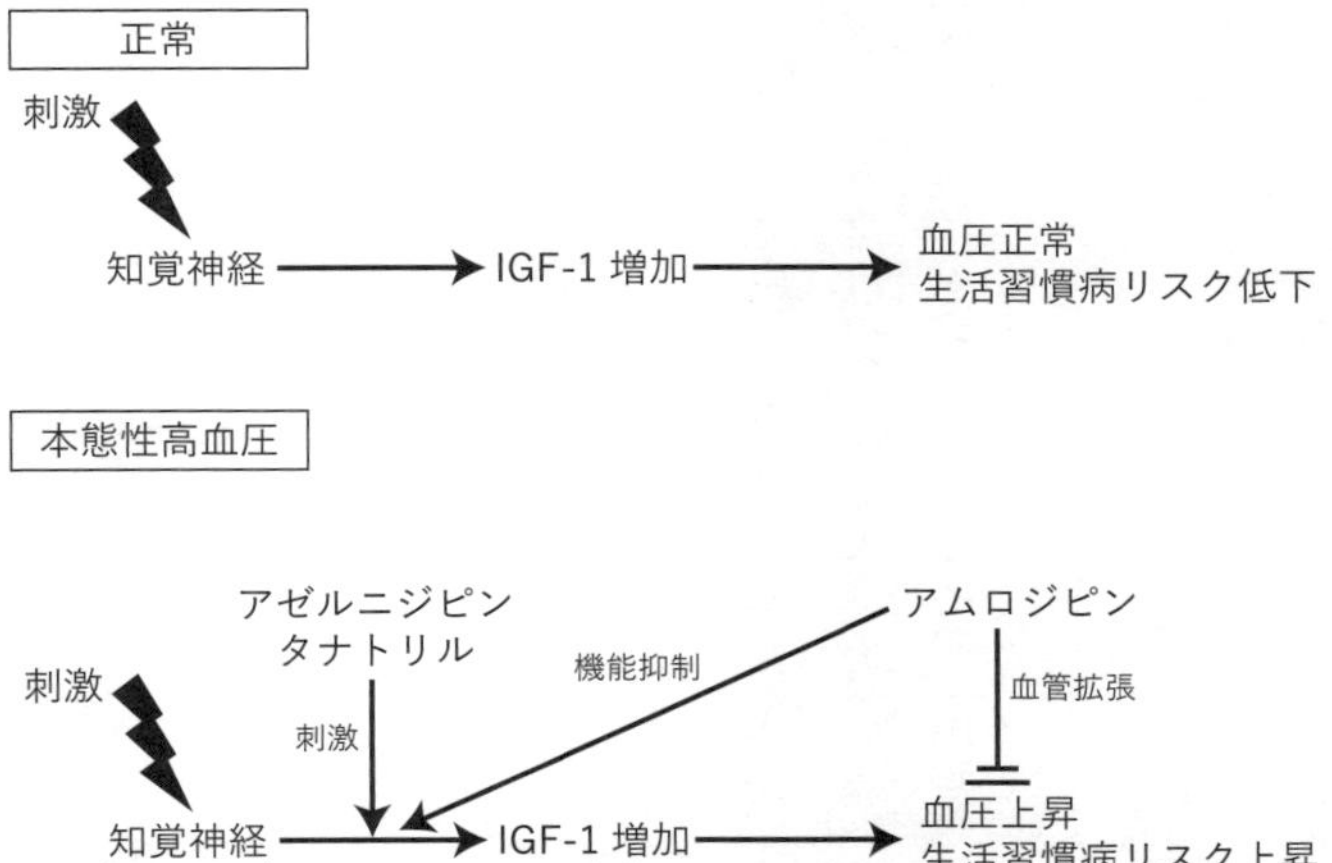

かでもアゼルニジピン（成分名）を含む、カルブロック（商品名）という薬だけは、それ自体に知覚神経を刺激しＩＧＦ－１を増やす作用があり育毛を促進します。

毛が生える薬

◆胃腸薬

胃粘膜防御因子増強剤：レバミピド（成分名）（商品名はムコスタなど）：アルギン酸（成分名）（商品名ではアルロイドGなど）：ポラプレジンク（成分名）（商品名はプロマックなど）：スクラルファート（成分名）を含んだスクラート胃腸薬（商品名、市販薬）

胃酸分泌を抑制せず、胃のプロスタグランジンや粘液などの防御因子を増やす胃粘膜防御因子増強剤の中に、ＩＧＦ－１を増やす薬があります。

そのような薬としては、右に示したものがあり、これらの薬はＩＧＦ－１を増やすため（214ページ・図10）、育毛にも効果的であると考えられます。

また、ＩＧＦ－１には胃炎や胃潰瘍を改善する作用があるので、これらの薬も本来の胃薬としての効果を発揮しているのでしょう。

◆降圧剤

●カルシウム拮抗剤：アゼルニジピン（成分名）を含むカルブロック（商品名）

私の研究で、カルシウム拮抗剤の中でもこの薬は知覚神経を刺激しＩＧＦ－１を増やす作用を持っており（223ページ・図12）、実際にマウスで育毛効果が認められました。

この薬で脱毛症が改善したという報告もあるほどですので、高血圧治療において脱毛の心配がなく使えます。しかも、ＩＧＦ－１を増やす作用があるので、血圧の正常化以外に糖尿病などの生活習慣病のリスクも減らす効果があるでしょう。

●アンジオテンシン変換酵素（ACE）阻害剤：イミダプリル（成分名）を含むタナトリル（商品名）

日本では、カルシウム拮抗剤ほどは頻繁に使用されませんが、欧米でよく使われる降圧剤にアンジオテンシン変換酵素阻害剤（ACE阻害剤）という薬があります。

前述のように、本態性高血圧における知覚神経の機能低下の原因は、知覚神経細胞のレニン・アンジオテンシン系の活性化の結果、アンジオテンシンⅡが大量に作られることにあります（219ページ・図11）。

アンジオテンシン変換酵素とは、アンジオテンシンⅡを作る酵素なので、この酵素の働きを阻害するACE酵素阻害剤は、知覚神経機能を正常化させる薬です。

ACE阻害剤の中でも、イミダプリル（成分名）を含むタナトリル（商品名）という薬は、本態性高血圧の知覚神経機能を正常化させる作用とともに、IGF－1を増やす作用をも持っており、降圧剤としては血圧の正常化以外にも、生活習慣病のリスクの低下や認知機能の改善なども期待される薬です（223ページ・図12）。

これらの薬を服用すると咳が出ることが知られており、これは気管の知覚神経が敏感になるためで、この事実はこれらの薬が体内の知覚神経機能を高めていることを示します。

他にも、アンジオテンシンⅡ受容体拮抗剤（商品名では、オルメテック、ブロプレス、ディオバン、ニューロタン、ロサルタンなど）は、ＩＧＦ－１を増やしませんが正常化はさせるので、脱毛などを起こす可能性は少ないと考えられます。

おわりに

気軽に風邪薬を飲んで円形脱毛症を起こしたら、大変なことになる

本書をお読みになり、誰でも気軽に服用している風邪薬や花粉症の薬が、ＩＧＦ－１を減らし、思いもよらない脱毛を引き起こすことをご理解いただけたと思います。

もし、これらの薬を使用して円形脱毛症を発症した場合、皮膚科に駆け込んでもほとんどの重症の円形脱毛症は治りません。円形脱毛症を起こした人は、長い年月にわたり、その外見上のデメリットによる精神的な重圧と、社会生活のいろいろな制限を受けることになりかねません。

また、ＩＧＦ－１が減ると、円形脱毛症に限らず他の自己免疫疾患が発症する可能性も十分考えられます。風邪薬以外の脱毛を引き起こす薬でも同じリスクがあるので、服用には慎重であるべきです。

風邪薬で脱毛することを知って、病気の治療に対する考え方を変える

風邪薬や花粉症の薬は、風邪や花粉症の症状はやわらげるものの、ＩＧＦ－１を減らすことにより脱毛を引き起こし、また、それらの原因であるウイルス感染やアレルギー反応を悪化させます。

この事実は症状がやわらぐこととその病気が根本的に治るということは、必ずしも同じではないことを示しています。

脱毛症の治療も含めて、正しい病気の治療とはＩＧＦ－１を増やして根本的に病気を治して、その結果として症状をやわらげるということなのです。

症状とは、体の故障を知らせるアラームであることを述べましたが、まさに、病気の治療においては故障を直してアラームを消すという当たり前の手順を踏めばよいのです。

風邪薬などの対症療法薬は病気を体に閉じ込めているだけ

風邪薬や花粉症の薬のような症状のみをやわらげる薬を、対症療法薬と言います。

このような対症療法薬は、症状を起こす物質（たとえば、解熱鎮痛剤はプロスタグランジン、抗ヒスタミン剤はヒスタミン）をターゲットにして、その物質ができるのを抑制する、または、その物質の働きを阻害する作用を有しています。対症療法薬は風邪薬や花粉症の薬に限らず、本書で述べたＩＧＦ－１を減らし脱毛を引き起こす薬で、西洋医学で多用される薬に多いのです。

病気になると、体はＩＧＦ－１をはじめ病気を治すために必要な多くの物質を作ります。

しかし、そのような物質が大量に作られるといろいろな症状がでてきます。対症療法薬はこれらの物質の産生や働きを強力に抑制するので症状はやわらげますが、治癒力を低下させるので病気の原因はむしろ悪化させます。

このような薬を飲むと症状が軽減するので、病気が治ったと勘違いしてしまいますが、実は病気は治っておらず、体の中に閉じ込められた状態になっているだけなのです。

ＩＧＦ－１を増やして、病気を体から追い出す

本書で述べたように、風邪や花粉症の症状があるということは知覚神経が刺激され、同時に体内でＩＧＦ－１が増えていることを意味します。すなわち、このとき体は治癒力を発動させて病気を治そうとしているのです。

風邪薬や花粉症の薬を飲まなければ、ＩＧＦ－１が増えて治癒力が高まっているので、風邪や花粉症は徐々に治っていき、症状がピークを迎えた後、治まっていきます（図13

図13　薬の使用の病気の経過への影響

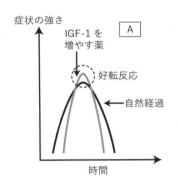

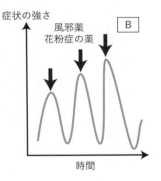

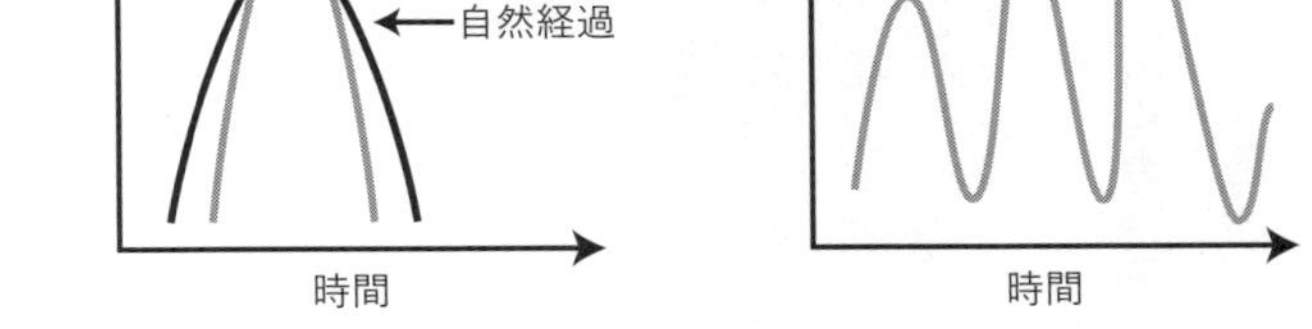

A、自然経過）。さらに、ＩＧＦ－１を増やす薬を飲めば治癒力が高まるために病気は早く治ります（図13Ａ、ＩＧＦ－１を増やす薬の投与）。

しかし、頻繁に使われるＩＧＦ－１を減らす風邪薬や花粉症の薬を使用すると、症状は一時的に改善されますが、症状の原因は悪くなるので薬の効果が切れると症状はさらに強くなり、また、薬を飲まなければならなくなります（図13Ｂ）。

このように、風邪薬や花粉症の薬を飲むと、症状が軽くなったり強くなったりの繰り返しになり、風邪や花粉症は、結局、長引いてしまうのです。

これまで述べたことをまとめると、風邪や花粉症なども含めて病気の治療では、知覚神経を刺激しＩＧＦ－１を増やして、治癒力をさらに高めなければならないということになります。そうすれば脱毛も起こりません。病気を治すということは、ＩＧＦ－１を増やして治癒力を高め、病気を体の外に追い出すということなのです。

漢方治療でみられる〝好転反応〟は、病気が体外に追い出されるときに起こる現象

中医学における漢方治療では、病気が根本的に治る場合、その初期に病気と同じ症

状が一過性に現れる〝好転反応〟という現象がみられます。

知覚神経が刺激されＩＧＦ－１が増えているときには、痛み、かゆみ、咳、発赤、体温の上昇、そして食欲の低下など、病気のときとよく似た症状が表れます。すなわち、漢方治療における〝好転反応〟とは、薬により知覚神経が刺激されいろいろな症状が表れることと考えられます。

このとき、同時にＩＧＦ－１が増加するので、〝好転反応〟は病気が治る〝前触れ〟であると考えられます。

ＩＧＦ－１を増やす脱毛症治療においても、治療初期に傷んだ毛が抜けて新しい毛に生え変わるために、一過性に脱毛が起こります。これは、前述の〝好転反応〟とよく似た現象です。

ＩＧＦ－１を増やす治療では、脱毛症以外の病気でも〝好転反応〟が起こります。

次ページの写真52は、円形脱毛症に原因不明の皮膚の慢性炎症である尋常性乾癬を合併した50代女性の頬です。

ＩＧＦ－１を増やす治療の１ヵ月後に、頭には産毛が生えてきたのですが、頬の皮膚では赤みが強くなり、かさぶたができてはげ落ちてきました。しかし、治療３ヵ月後にはこの現象も治まり、下から新しい皮膚がでてきて、治療前よりも毛穴が目立たない張りのある皮膚に変化したことが確認されました。

　これらの事実は、〝好転反応〟とはＩＧＦ－１を増やす治療において、病気が体の外に追い出されるときに表れる、一過性の症状の増強であることを強く示唆しています（２３１ページ・図13Ａ、破線の円内）。

　これらのことを考え合わせると、いわゆる西洋医学の発想で作られた薬の多くは、病気を根本的に治すのではなく、体の中に閉じ込めむしろ悪化させるのに対して、漢方薬も含めて、知覚神経を刺激してＩＧＦ－１を増やす薬は、病気を体の外に追い出して根本的に治すと言えます。

　対症療法薬による、病気を閉じ込めてしまう治療が必要な場合もあります。それは病気の勢いが強く、そ

写真52　50代・女性（全頭脱毛／尋常性乾癬）

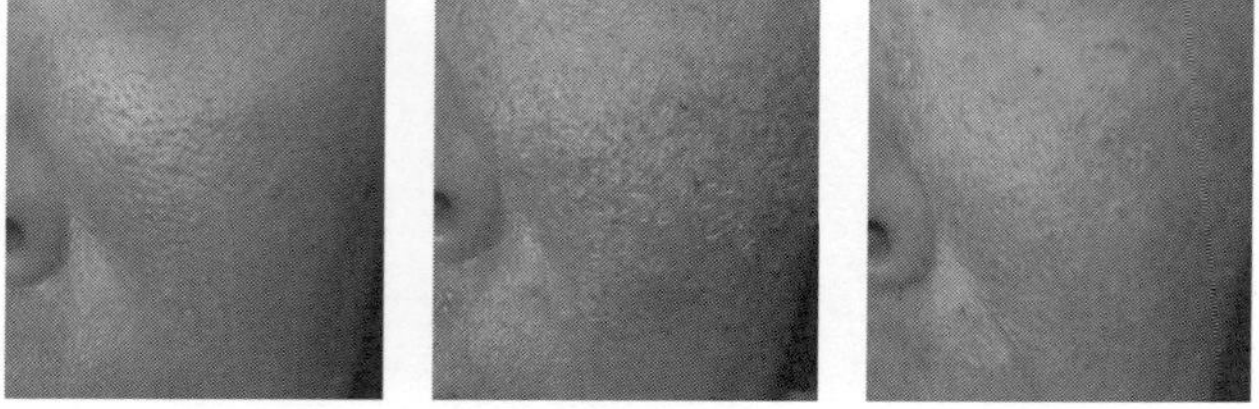

治療前　　治療１ヵ月後　　治療３ヵ月後

れにより生命の危険があるとき、すなわち日常的な医療現場においては、緊急性の高い場合や救急医療の現場などに限られます。風邪や花粉症、また、慢性疾患では病気を閉じ込める治療は適していません。

病気を根本的に治すには、漢方治療よりＩＧＦ－１を増やす治療を

病気を追い出すと考えられる漢方治療では、対症療法薬にみられるような副作用はないものの、多くの場合、治療効果が表れるまでに時間がかかり、また、その効果も十分なものとは言えません。したがって、脱毛症を含めた慢性疾患の治療では、漢方薬よりもＩＧＦ－１を増やす薬やサプリメントを使用した方が、効果発現までの時間が短く、また、より高い効果を発現させると考えられます。

実際に、名古屋Ｋクリニックを受診する重症の円形脱毛症の患者さんたちの中では、漢方治療を受けた患者さんもいます。しかし、漢方治療では、抗ヒスタミン剤のようなＩＧＦ－１を減らす薬は使用しないので悪化や副作用はないものの、治療効果は高くなく、少し産毛が生えた程度のことが多いのです。そのような患者さんにも、ＩＧ

F－1を増やす治療を行うと、多くの患者さんで明らかな治療効果が認められました。

風邪薬や花粉症の薬の安易な使用は、国をも滅ぼす

IGF－1の多くの重要な作用から考えると、風邪薬に含まれている解熱鎮痛剤や抗ヒスタミン剤の長期の使用は、頭皮のみならず体中のIGF－1を減少させ、脱毛以外にも生活習慣病、認知症、うつ病、不妊症などのリスクの上昇、さらに免疫力を低下させ、発がんのリスクの上昇などを引き起こすことが十分考えられます。

風邪薬、花粉症の薬、痛み止め、そしてかゆみ止めは、ドラッグストアの店頭に山積みされ、また、テレビや新聞の広告でもおなじみになり、さらには、医療機関でも簡単に処方されます。

これらの薬があまりにも簡単に手に入り、しかも、安全であるイメージが強いため、多くの人たちが気軽に使用し続けています。これらの薬が多用されていることと、花粉症やアトピー性皮膚炎、認知症患者、うつ病、不妊症、そして、がんなどの患者数が増加していることは、決して無縁ではないでしょう。極論すると、むやみに、そし

て安易にこれらの薬を使用し続けると、毛髪だけでなく国をも滅ぼしかねないことになります。

この状況を別の観点から捉えると、〝薬が病気を作っている〟とも言え、これを防ぐためには患者も薬に対する知識を持ち、簡単に手に入る風邪薬などの美容や健康に対する危険性を知る必要があります。

この本を読み終えて、症状を取るだけの成分を含んだ風邪薬や花粉症の薬の怖さが、おわかりになったと思います。

このような薬で、脱毛した症例の写真を思い出して、さらに脱毛以外にも引き起こされるかもしれない怖い副作用のことにも思いを巡らしてください。そして、いま手に取ってまさに飲もうとしている風邪薬をもう一度見つめてみてください。

飲めますか？

２０１８年３月

岡嶋　研二

付録1　脱毛を引き起こす薬に配合されている成分名一覧（五十音順）

ア行	タ行
アセチルサリチル酸（解熱鎮痛剤）	デスロラタジン（抗ヒスタミン剤）
アムロジピン（降圧剤）	トロピカミド（仮性近視治療薬）
イブプロフェン（解熱鎮痛剤）	ハ行
エソメプラゾール（抗潰瘍剤）	ビラスチン（抗ヒスタミン剤）
エバスチン（抗ヒスタミン剤）	フェキソフェナジン（抗ヒスタミン剤）
エピナスチン（抗ヒスタミン剤）	ブリンゾラミド（緑内障治療）
オメプラゾール（抗潰瘍剤）	プレガバリン（神経痛治療薬）
オロパタジン（抗ヒスタミン剤）	プロメタジン（抗ヒスタミン剤）
カ行	ベポタスチン（抗ヒスタミン剤）
カルビノキサミン（抗ヒスタミン剤）	ボノプラザン（抗潰瘍剤）
クレマスチン（抗ヒスタミン剤）	マ行
クロタミトン（抗ヒスタミン剤）	マレイン酸フェニラミン（抗ヒスタミン剤）
クロルフェニラミン（抗ヒスタミン剤）	モンテルカスト（抗アレルギー剤）
ケトプロフェン（解熱鎮痛剤）	ラ行
サ行	ラベプラゾール（抗潰瘍剤）
ジクロフェナク（解熱鎮痛剤）	ランソプラゾール（抗潰瘍剤）
ジフェンヒドラミン（抗ヒスタミン剤）	レボセチリジン（抗ヒスタミン剤）
スマトリプタン（片頭痛治療薬）	ロキソプロフェン（解熱鎮痛剤）
セチリジン（抗ヒスタミン剤）	ロラタジン（抗ヒスタミン剤）

付録2　脱毛を引き起こした薬の商品名一覧（五十音順）

ア行	アレグラFX（抗ヒスタミン剤）（市販薬）
アイボン（洗眼液）（市販）	アレジオン（抗ヒスタミン剤）
アネロン（酔い止め）（市販）	アレロック（抗ヒスタミン剤）
アムロジン（降圧剤）	イクオス（外用育毛剤）（市販）
アルピタット（点眼薬）	イブA（市販）
アレグラ（抗ヒスタミン剤）	ウナコーワクール（外用剤）（市販）

エイゾプト懸濁性点眼液（緑内障治療薬）	ネキシウム（抗潰瘍剤）
エバスチンファイザー（抗ヒスタミン剤）	ハ行
エバステル（抗ヒスタミン剤）	パタノール（点眼液）
エンクロン（抗ヒスタミン剤）（外用剤）	バファリンA（解熱鎮痛剤）
オブランゼ（抗潰瘍剤）	パブロンSゴールド微粒（総合感冒薬）（市販）
オメプラール（抗潰瘍剤）	パブロン点鼻薬（市販）
カ行	パリエット（抗潰瘍剤）
キプレス（抗アレルギー剤）	ピーエイ配合錠（抗ヒスタミン剤）
クラリチン（抗ヒスタミン剤）	ビラノア（抗ヒスタミン剤）
小粒タウロミン（抗ヒスタミン剤）	富貴神（外用育毛剤）（市販）
サ行	フェキソフェナジン（抗ヒスタミン剤）
ザイザル（抗ヒスタミン剤）	フェロテナスAG点鼻薬（市販）
サンテFX（点眼薬）（市販）	フスコデ配合錠（抗ヒスタミン剤）
サンテアスティ抗菌（点眼薬）（市販）	ブルフェン（解熱鎮痛剤）
サンテザイオン（点眼薬）（市販）	プレコール（総合感冒薬）（市販）
シングレア（抗ロイコトリエン剤）	ベンザブロックipプラス（商品名）
ジキニン顆粒（抗ヒスタミン剤）（市販）	ベンザブロックLプラス（商品名）
ジルテックドライシロップ（抗ヒスタミン剤）	ボルタレン（解熱鎮痛剤）（坐薬、テープ、ゲル）
新サルファグリチルアイリス（点眼薬）	マ行
新ルルA（抗ヒスタミン剤）（市販）	ミドリンM（点眼薬）（処方）
新レスタミンコーワ軟膏（市販）	ムヒ（外用剤）（市販）
スマトリプタン（片頭痛治療薬）	メディクイックHゴールド（外用薬）（市販）
セレスターナ（抗ヒスタミン剤、セレスタミンの後発医薬品）	モーラステープ（外用薬）
タ行	ラ行
タクトローション（抗ヒスタミン剤）（外用剤）	リリカ（神経痛治療薬）
タケキャブ（抗潰瘍剤）	ロートアルガードクリアブロックEX（点眼薬）（市販）
タケプロン（抗潰瘍剤）	ロート抗菌目薬Ex（点眼薬）（市販）
タリオン（抗ヒスタミン剤）	ロートビタ40α（点眼薬）（市販）
チャップアップ（外用育毛剤）（市販）	ロキソニン（解熱鎮痛剤）
デザレックス（抗ヒスタミン剤）	ロキソニンS（解熱鎮痛剤）（市販）
ナ行	ロキソニンテープ（外用薬）
ナーザルスキット（点鼻薬）（市販）	ロラタジン（抗ヒスタミン剤）

身近《みぢか》なクスリで毛《け》が抜《ぬ》ける 薬害脱毛《やくがいだつもう》

2018年4月18日 初版第1刷

著 者 ―――――― 岡嶋研二《おかじまけんじ》
発行者 ―――――― 坂本桂一
発行所 ―――――― 現代書林
〒162-0053 東京都新宿区原町3-61 桂ビル
TEL/代表 03(3205)8384
振替 00140-7-42905
http://www.gendaishorin.co.jp/

カバーデザイン ―――― 吉崎広明(ベルソグラフィック)

印刷・製本 広研印刷㈱
乱丁・落丁本はお取り替えいたします。

定価はカバーに
表示してあります。

ISBN978-4-7745-1697-4 C0047